AF357004

PRINCIPES D'HYGIÈNE

ET DE MÉDECINE,

RECTIFIÉS, ET MIS A LA PORTÉE DE TOUT LE MONDE;

Suivis d'un Vocabulaire, pour expliquer les termes peu connus qui se trouvent dans cet Ouvrage ;

PAR M.ʳ POUDEROUS, Docteur en Médecine de la ci-devant Université de Montpellier, et ex-Médecin des Armées.

Est modus in rebus, sunt certi denique fines,
Quos ultrà citràque nequit consistere rectum.

HORAT. de Arte Poeticâ.

Il y a en tout un juste milieu, et des bornes fixes, en deçà et au delà desquelles le vrai but ne saurait se trouver.

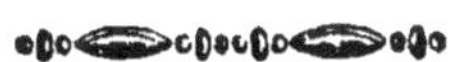

A TOULOUSE,

De l'Imprimerie de veuve DOULADOURE, rue Saint-Rome, I.ʳᵉ Section, n.° 44.

AN XII. — 1804.

PRÉFACE ET INTRODUCTION.

S'il est imprudent de mettre entre les mains de tout le monde l'art d'administrer les médicamens , il est au contraire très-utile d'instruire le public des dangers de ces substances, lorsqu'elles ne sont pas données par une main habile , et en même temps de lui apprendre les moyens de s'en passer très-souvent.

Il est certain que les Médecins ne sont ordinairement consultés que dans des maladies graves ; et même quelquefois les maladies sont déjà graves , que celui qui en est atteint l'ignore , et ne croit pas avoir besoin d'un Médecin.

Tout ce qu'on pourrait dire encore pour annoncer l'utilité d'un livre de médecine qu'on destine au public , serait ici superflu , puisque les vrais principes de médecine que je veux faire connaître , bien loin d'engager les personnes qui les étudieront , à se médicamenter mal à propos , doivent certainement les détourner de cette manie , qui n'est que trop générale.

Ainsi, si dans un Traité d'Hygiène j'explique, contre l'usage , les principes de l'art de guérir , c'est parce que je suis convaincu que c'est le seul moyen de rendre utiles de pareils traités; c'est qu'autrement on ne peut guère instruire personne dans cette partie , pas même les élèves qui étudient constamment. Aussi , depuis long-temps les professeurs de médecine ne leur inspirent plus la lecture de ces livres, qui seraient si intéressans s'ils n'étaient pas généralement mal faits.

Une étude constante dans le dessein d'être utile , dirigée depuis quatorze ans vers la médecine proprement dite , et onze ans de pratique , dont deux en qualité de Médecin des armées , ont pu me faire espérer de publier un ouvrage avantageux au public. Cependant comme je suis obligé de combattre les opinions de plusieurs grands hommes, j'ai cru devoir communiquer mes idées à des savans, notamment à un des Médecins les plus expérimentés de cette ville, qui a lu mon manuscrit en entier (sauf le vocabulaire), qui a approuvé mes principes, et a pensé qu'ils feraient faire des progrès à la science.

Il faut avouer que j'ai entrepris mon ouvrage dans un temps favorable, parce que l'anatomie et la physique, par leurs nouvelles découvertes, nous mettent à même d'expliquer convenablement les faits physiologiques et pathologiques les plus essentiels ; parce que les progrès de la chimie nous font apprécier assez exactement les phénomènes de la nutrition ; parce qu'enfin les Médecins observateurs réparent, du moins pour l'avenir, les torts que l'art de guérir reçoit tous les jours des systèmes extraordinaires, qui n'ont que trop de sectateurs.

L'Hygiène est l'art de maintenir la santé. On ne maintient sa santé que par l'effet d'un régime de vie approprié à son tempérament. Ainsi les règles d'Hygiène doivent différer suivant les divers tempéramens. Le tempérament est la manière d'être d'un homme qui n'a point de maladie apparente, qui du moins paraît avoir tous ses organes en assez bon état. Les divers tempéramens sont donc des modifications de la santé des hommes. Enfin, les hommes vivans sont les seuls qui puissent jouir de la santé.

C'est pourquoi je diviserai les matières que j'ai à traiter en quatre chapitres principaux : dans le premier, j'exposerai brièvement ce que nous connaissons sur l'état de vie; dans le second, je parlerai de la santé ; dans le troisième, je ferai connaître mes opinions sur les tempéramens; dans le quatrième, je développerai ce qu'il est essentiel de savoir sur le régime. Pour compléter les principes de médecine, j'ajouterai deux autres chapitres, l'un sur les maladies nerveuses, l'autre sur la doctrine d'Hippocrate.

PRINCIPES

D'HYGIÈNE

ET DE MÉDECINE.

CHAPITRE I.er
De la Vie.

L'HOMME, comme tous les êtres organisés, est doué d'un principe de vie dont l'essence est difficile à connaître. Les Médecins l'attribuaient à un fluide nerveux, avant que les *Sthaliens* et les *Vitalistes* l'eussent fait dépendre d'un être métaphysique. Les *Vitalistes*, à la tête desquels est M. Barthez, ne diffèrent du sentiment des *Sthaliens* qu'en ce que Sthal faisait partout intervenir l'ame, tandis que M. Barthez, après avoir prouvé que

A

l'ame n'agissait pas immédiatement sur les organes, et qu'ainsi le principe de vie n'était pas intelligent, a admis dans nos corps, outre l'ame intelligente, un autre principe immatériel, qui est, suivant lui, l'agent de la vie, de toutes nos sensations, et de presque tous nos mouvemens (1). Par conséquent M. Barthez fait dépendre les tempéramens et les maladies des modifications d'un être abstrait, qui, d'après ses idées, n'est soumis d'aucune manière aux lois physiques.

La science du Médecin consiste, suivant ces théories métaphysiques, dans des calculs approximatifs essentiellement incertains, et son art dans des expériences et tâtonnemens tout-à-fait douteux, même lorsqu'il connaît bien les affections du corps qu'il doit traiter. Aussi la perturbation est la véritable méthode des *Vitalistes*.

La méthode perturbatrice, admise

(1) Science de l'homme, par M. Barthez.

par M. Barthez, est très-utile dans certains cas; mais les sectateurs de cette doctrine n'admettent guère plus d'autre traitement. Les Médecins *animistes*, qui se trouvent peut-être encore plus nombreux que les autres, sont bien plus extraordinaires; ils veulent que la nature, toujours sage et prudente, intervienne dans toutes les maladies; à peine admettent-ils quelques circonstances où le Médecin doit aller à son secours, mais seulement alors pour écarter certains obstacles qui arrêtent sa marche.

Les uns et les autres, entraînés par un aveugle enthousiasme, négligent les principes des maladies, et ne considèrent que les mouvemens ou les écarts de cet être actif qui doit les guérir; ils changent les noms des principaux symptômes, pour leur en substituer d'autres plus conformes à leurs idées.

Certainement M. Barthez doit peu tenir à son système, depuis qu'on en abuse pour introduire dans la médecine un langage ridicule. Nous employons le nom de *prostration des forces* pour caractériser un défaut d'irritabilité générale, et celui d'*oppression des forces* pour désigner ce même défaut lorsqu'il n'existe pas réellement, mais seulement en apparence ; le désir d'innover voudrait substituer le terme *obnubilation* au mot *oppression*. Les malades sentent quelquefois des douleurs comme s'ils avaient été assommés ; on veut que cela soit une *contusion des forces*. Au lieu de dire *fatigue du corps*, on dit *fatigue des forces*. Les auteurs de ce langage veulent substituer à la *consomption du malade*, la *consomption de ses forces* ; à la *colliquation des humeurs dissoutes*, la *colliquation des forces* ; à l'*ataxie des fièvres*, l'*ataxie des forces* ; à la *stupeur générale*, la *stupéfaction des forces* ; à l'*accablement subit* que procurent les miasmes pestilentiels, la *sydération des forces* : enfin la *déviation des forces* doit caractériser cet état dans lequel certaines parties du corps sont très-irritées proportionnellement aux autres (1). Il est étonnant que la Société de Médecine de Paris ait paru adopter un pareil langage.

Il ne faut rien moins que le désir d'épargner des victimes à l'humanité pour oser lutter contre de grands hommes, dont les principes sont actuellement suivis par la plupart des Médecins. Mais ce serait un crime d'attendre que les sages observateurs eussent entièrement cédé la place aux Médecins *du jour,* pour instruire les hommes du malheur que certains ont éprouvé déjà, et qui attend les autres, s'ils ne sont sur leurs gardes.

Vainement Bichat, en croyant mal à propos que la physiologie des corps organisés ne pouvait pas dépendre des lois physiques, ce qui serait absurde, puisque l'on est d'accord que la physique est la science de la nature ; vai-

______

(1) Journal de médecine, de Paris, de brumaire an 12.

A 3

nement a-t-il dit qu'il fallait amasser des faits avant de conclure, qu'il fallait étudier les effets pour pouvoir en connaître la cause. On admire ses talens et sa patience; mais ses travaux sont trop pénibles, on ne veut pas les imiter : à peine les médite-t-on. Il est bien plus simple de s'en tenir à des systèmes sans preuve; il est si aisé d'en établir, surtout si on ne les fait dépendre d'aucune loi physique. Le système de Descartes sur la formation du monde, quoiqu'entièrement fondé sur des idées physiques, par cela seul qu'il n'est pas démontré mathématiquement, doit lui avoir coûté beaucoup moins de peine que le calcul de l'attraction des masses n'en a coûté à Newton. Mais un système entièrement métaphysique n'est fondé que sur des mots. L'enthousiasme suffit pour l'accréditer : il est si beau de rejeter toujours la matière pour ne voir que des esprits. Malheureusement nous ne pouvons pas guérir les maladies avec des remèdes spirituels.

Il m'en a coûté de blâmer mes maîtres ; je ne serai dédommagé de cette douleur qu'autant que j'aurai pu être vraiment utile.

Ce qui a entraîné tant d'hommes savans dans le piége, c'est la difficulté de rendre raison des mouvemens et des sensations des animaux. Mais ne vaut-il pas mieux attendre d'autres temps plus favorables pour expliquer certains faits, que de dire des absurdités, quoique des phrases de rhétorique les fassent quelquefois admirer ? n'est-il pas temps que notre science devienne utile, et non agréable ? Je ne parle pas de notre art : je sens que le Médecin n'est souvent utile que par les agrémens de sa conversation ; mais lorsqu'il écrit, c'est le bien public qui doit l'intéresser : il vaut mieux qu'il soit sec que de n'être pas conséquent. On dira peut-être que je veux excuser mes défauts ; il est certain qu'on pourra me les reprocher avec d'autant plus de raison, que j'écris pour le public ;

A 4

mais j'aime mieux qu'on me reproche d'être peu agréable, que d'être nuisible.

Puisque l'homme a un principe de vie non intelligent, on ne peut pas le confondre avec l'ame intelligente; il paraît même que ce principe n'est pas immatériel. Mais, à l'exemple de Bichat, exposons les faits, et lorsque les conséquences ne seront pas évidentes, apprenons à douter.

L'homme ne peut vivre, après sa naissance, sans respirer un air pur, sans prendre de la nourriture, et sans goûter le sommeil. Je parlerai des effets de la respiration sur l'économie animale dans le chapitre du régime, où il sera question de l'air; j'expliquerai comment l'acte le plus nécessaire à la vie entretient la circulation.

Quant à la nourriture, on conçoit aisément que les corps organisés en ont besoin pour réparer, comme on dit, les pertes qu'ils font à tout moment. Cette réparation serait inutile, s'ils ne faisaient pas des pertes ; mais aussi, sans la cause de ces pertes, ils ne vivraient pas : en effet, ôtez le mouvement, il n'y aura plus de vie. Toutes les pertes en question proviennent de la contractilité des vaisseaux exhalans ou sécréteurs, comme l'a démontré Bichat. Cette contractilité n'a lieu que par l'effet du mouvement du cœur, quoique le système capillaire se contracte indépendamment de l'impulsion de cet organe, ainsi que le prouve l'irritabilité des autres organes séparés du corps, même après la mort. Comme c'est le sang rouge qui fait contracter après notre naissance, soit le cœur, soit les vaisseaux capillaires, et qu'il faut encore plus d'action de la part de cette humeur pour le mouvement du cœur et du cerveau, que pour l'irritabilité des capillaires, point de doute que sans les exhalations ou sécrétions, il ne puisse pas y avoir de vie.

Tous les fluides sécrétés ou exhalés sont irritans, surtout après une longue

abstinence : le suc gastrique est corrosif ; il ne peut même déterminer le
besoin de manger que par ce moyen,
et je ne pense pas que la lassitude de
l'estomac puisse produire ce besoin,
et encore moins la faim, quoique
Bichat l'ait cru. Beaucoup de gens
éprouvent le besoin de manger sans
éprouver la faim, que l'âcreté de la
salive occasionne chez ceux dont les
glandes salivaires sécrètent cette humeur convenablement. Ce qui prouve
surtout que le suc gastrique et même
la salive sont corrosifs, c'est que l'estomac est réellement corrodé chez la
plupart des animaux morts de faim,
et que lorsqu'on a supporté une longue
abstinence, on sent que la salive a un
goût brûlant, d'où provient en général
la soif, qui ne paraît différer de la faim
que par le degré d'irritation des glandes salivaires. La soif a souvent lieu
après avoir mangé, parce que la cause
qui irrite les glandes salivaires est l'a-
crimonie du sang ; et l'eau éteint plus

promptement la soif que ne font les alimens, parce qu'elle délaie la salive, et
surtout qu'elle absorbe par l'évaporation la chaleur qui occasionne cette sensation ; chaleur qui n'est pas assez forte
naturellement pour décomposer l'eau,
et pour produire ainsi une véritable
combustion , comme cela paraît ar-
river chez les hydrophobes, qui sont
ordinairement enragés.

Ce que j'ai dit du suc gastrique et de
la salive, peut s'appliquer à tous les
autres fluides qui sont exhalés des organes où l'absorption se fait convenablement ; car dans l'état de santé les
vaisseaux absorbans ne se laissent pénétrer que par des fluides assez doux,
et rejettent ceux qui sont âcres , tels
que l'urine, la matière de la transpiration, la bile, etc. Si les absorbans admettent les miasmes , c'est sans doute
parce que l'air qui en est chargé contient peu d'oxygène , et qu'alors les
vaisseaux capillaires sont privés de l'irritabilité que l'oxygène détermine.

A 6

Ainsi on ne peut pas douter que la nutrition n'agisse comme tempérante, et ne diminue l'irritabilité des organes. C'est l'excès de nutrition qui fait que les vieillards sont presqu'insensibles, et sujets aux paralysies. Ces conclusions sont d'autant plus essentielles, qu'elles renversent entièrement le système qui fait regarder comme tempérante la diète austère, c'est-à-dire, ténue. Au moyen de ces principes, je suis parvenu à soulager rapidement, et même à guérir assez vîte des maladies très-graves.

Quant au sommeil, il est peut-être aussi nécessaire que la nourriture : plus de la moitié des êtres sont en tout temps dans un état de sommeil apparent; on ne peut guère passer plusieurs jours sans dormir, même au milieu des souffrances ou des périls.

La cause et l'effet du sommeil sont, après la génération, ce qu'il y a de plus difficile à expliquer en physiologie. Les expériences galvaniques contribuent pourtant à nous en donner une idée assez satisfaisante ; mais comme ceux qui étudient la nature, doivent avant tout consulter l'observation, je vais exposer les symptômes qui précèdent et même qui suivent le sommeil.

Il y a eu une grande discussion sur l'utilité du sommeil pour la digestion ; ceux qui croyaient qu'il était nuisible à cet acte, l'un des plus nécessaires à la vie, étaient dans une grande erreur, quoique leurs antagonistes se trompassent aussi. Si le sommeil a lieu quelquefois au moment de la digestion, il ne s'ensuit pas qu'il en soit un effet nécessaire ; il paraît même que ceux qui veillent plus qu'à l'ordinaire, digèrent mieux, si cette veille ne les incommode point.

On convient généralement que le sommeil est la diminution des sensations qui viennent de l'extérieur ; ce qui ne peut provenir que du défaut d'irritabilité des nerfs des organes des sens ; vice qui dépend d'un défaut d'action du sang sur les organes extérieurs. Je vais donner une théorie du sommeil, bien simple et bien naturelle, du moins pour ce qui regarde le sommeil de l'homme en santé.

D'abord les alimens sont dissous par les sucs digestifs ; le chyle absorbé par les vaisseaux lymphatiques, est porté dans le torrent de la circulation, avec le sang dont il fait alors partie, et sert avec lui, soit à la nutrition, soit aux exhalations. La nutrition est, comme je l'ai déjà prouvé, un acte qui modère l'irritabilité des vaisseaux capillaires ; dès-lors le sommeil accompagne une nutrition qui se fait bien et assez uniformément. S'il a lieu quelquefois par cause irritante interne, comme on l'observe pendant le froid de quelques fièvres intermittentes, et quelquefois aussi avant l'heure du repas, c'est que le sang se porte dans ces deux cas aux organes internes, et abandonne les extérieurs ; dès-lors il ne communique plus l'irritabilité nécessaire pour déterminer la veille, à moins qu'il ne soit abondant, ou raréfié par la chaleur, ou qu'enfin l'irritation interne ne se communique par le moyen des nerfs jusqu'aux organes des sens.

Les *Vitalistes* ont eu raison de lier le sommeil à la digestion ; mais ils ont donné une mauvaise théorie, parce que leurs principes ne les portent pas à examiner les choses à fond.

M. Delaméthérie explique assez bien la cause de la veille et du sommeil par l'électricité galvanique. « Le cerveau, » dit-il, fournit aux nerfs, et ceux- » ci aux muscles et aux viscères, une » partie molle, albumineuse, pul- » peuse, analogue à celle qui est dans » l'appareil des poissons électriques : » cette substance est susceptible de l'é- » lectricité galvanique, et forme avec » les muscles une pile galvanique na- » turelle. Lorsqu'on fait beaucoup » d'exercice, cette pulpe perd une par- » tie de son galvanisme ; le repos donne » le temps aux nerfs et aux muscles de

» s'électriser : le sommeil produit plus
» d'effet que le repos (1) ».

Ainsi M. Delaméthérie regarde comme cause du sommeil le défaut d'électricité de la pulpe cérébrale. Cette explication coïncide avec la mienne, qui rend en outre raison de certains phénomènes, qui seraient inexplicables par la seule électricité, tels que les rêves, qui dépendent toujours d'une action du cerveau, et qui ne pourraient avoir lieu dans l'hypothèse où l'on suppose un défaut d'électricité de sa pulpe, tandis qu'il est possible que le *sensorium commune* reçoive assez de sang pour l'échauffer, quoique les organes externes en soient privés ; et l'on sait que le plateau d'une machine électrique échauffé, s'électrise beaucoup plutôt que lorsqu'il ne l'est pas.

L'explication que je viens de donner de la nutrition et du sommeil, doit faciliter singulièrement la perfection de

______

(1) Journal de Physique, de germinal an 11.

la médecine pratique , dont les règles se borneront souvent aux préceptes d'hygiène. Bientôt presque toutes les maladies, bien loin d'être traitées par une diète sévère, c'est-à-dire, par une méthode perturbatrice, puisque les crises qu'on obtient par ce moyen, dépendent d'une irritation extraordinaire des organes excréteurs ; bientôt, dis-je, les maladies aiguës ou périodiques, dont les symptômes ne seront pas urgens, seront guéris par une diète analeptique, c'est-à-dire nutritive, comme M. Seguin l'a mis hors de doute par son traitement heureux des fièvres intermittentes, au moyen de la gélatine, et comme depuis long-temps les bons Médecins l'ont entrevu dans la curation des maladies spasmodiques, dites nerveuses. Hippocrate dit lui-même (1) que dans les maladies aiguës *les fautes commises dans ce qu'on aura pris de trop, se réparent*

______

(1) Régime des Maladies aiguës.

*avec moins de peine que celles d'un
excès contraire.* **Il dit encore (1) que**
*les malades souffrent un dommage
considérable d'une diète trop austère.*

CHAPITRE II.

De la Santé.

J'AI dit que la respiration, la nutrition et le sommeil étaient nécessaires à la vie ; ils le sont par conséquent pour entretenir la santé, qui n'est autre chose que cette même vie, sans aucune lésion du corps. Les deux premiers actes sont actifs ; le troisième au contraire résulte d'un état passif des organes des sens, et n'est par conséquent indispensable que relativement aux deux autres fonctions, dont son défaut annonce le dérangement, comme les vices de sécrétion ou d'excré-

(1) Aph. 5, liv. 1.

tion. Je ne parlerai donc de l'excès et du défaut de sommeil que pour les représenter comme des signes de certains tempéramens ; ce sera dans le chapitre III , où je parlerai également des diverses passions en particulier, comme signes des tempéramens.

Je dois néanmoins faire mention dans ce chapitre-ci des passions, en les considérant d'une manière assez générale. Ce sont des affections dont on n'est susceptible que dans l'état de veille , et qui cependant déterminent quelquefois le sommeil ; elles sont alors des moyens perturbateurs qui calment les organes externes en irritant les intérieurs. Si les passions trop actives sont la source d'une foule de maux , les passions modérées peuvent seules nous mettre à l'abri de l'ennui et de l'indifférence ; symptômes qui nous font connaître que nous nous éloignons de l'état de santé , qui est toujours accompagné de contentement et d'activité.

On a beau disserter sur le bonheur, il n'en résultera jamais qu'il puisse exister sans la santé : le bonheur des imbécilles est entièrement passif ; ce n'est autre chose que l'indifférence. Mais le bonheur de ceux dont toutes les parties sont bien organisées, consiste en ce que leurs désirs sont bornés à des jouissances qu'ils peuvent aisément se procurer, et qui ne doivent leur porter aucun préjudice réel. Lorsque nous disons qu'un homme est heureux, ne supposons-nous pas qu'il peut avoir tout ce qu'il désire ? Lorsque les Philosophes déclarent que les hommes puissans ou riches ne sont pas heureux, cette assertion ne provient-elle pas de leurs idées, souvent exagérées, d'après lesquelles ils croient que les hommes dont ils parlent sont obsédés par la crainte ou les remords ? La crainte est, comme nous le verrons, une passion déterminée par l'irritabilité de quelque organe essentiel ; elle ne peut nous rendre malheureux qu'en ce qu'elle coïncide avec des sensations très-vives, qui nous rappellent des souffrances que nous avons éprouvées, ou qui nous peignent celles des autres, que nos sens ont transmises dans l'occasion à notre intelligence. Quant aux remords, ils ne forment une passion distincte de la crainte qu'autant qu'ils déterminent une souffrance réelle ; et ne peut-on pas dire que les remords d'un homme en parfaite santé se bornent au désir de réparer ses fautes de tout son pouvoir, ce qui est une jouissance pour lui, comme la crainte, lorsqu'elle se borne à une honnête circonspection ?...

Bichat a dit que les passions étaient plutôt liées à la vie organique qu'à la vie animale, parce qu'il a observé qu'elles étaient indépendantes de la volonté. Mais cette distinction des deux vies, fort bonne pour séparer les animaux des végétaux, se réduit au fond à bien peu de chose : ces deux vies sont liées absolument l'une à l'autre.

Si l'action du cœur donne lieu à la colère, au plaisir, etc. , ne peut-on pas dire, d'après les observations de Bichat lui-même, que le sang anime le cerveau, et qu'il excite l'action des organes des sens ? Or ces deux conditions sont nécessaires pour que les passions aient lieu. Ainsi la chaleur du sang paraît être le principe de la vie animale, c'est-à-dire la cause sans laquelle les sensations ne pourraient avoir d'action sur le cœur. C'est encore le sang qui fait contracter le cœur et tous les vaisseaux capillaires ; il est donc l'agent principal de la vie organique, et par conséquent les deux vies ont le même principe, que je crois être la chaleur, comme je l'exposerai plus en détail dans la deuxième section du chapitre IV, en parlant de la respiration.

Les passions étant déterminées directement par les sensations, ces dernières ne pouvant avoir lieu que parce que le *sensorium* est affecté, et cet organe n'étant irritable ou susceptible de s'électriser que lorsque le sang s'y porte, on doit conclure que nous pouvons changer ou modifier les passions des individus qui nous entourent. Les règles d'hygiène que je donnerai à cet égard, ne pourront guère être appliquées par les personnes à qui elles sont utiles. Mais comme on doit user d'adresse, et même quelquefois de force, pour changer les sensations des maniaques et les passions des furieux, de même il faut que les personnes qui s'intéressent à certains individus dont les passions ont besoin d'être changées ou modifiées, étudient les vrais principes d'hygiène pour être utiles aux autres.

J'établirai donc, en parlant du régime de vie, une section relative à l'art de changer les sensations des hommes, art dont notre esprit peut profiter jusqu'à un certain point pour nous-mêmes ; il y sera précisément question des sensations extérieures, les seules que nous puissions diriger directement. Dans les autres sections concernant le régime, je ferai voir quelle est l'influence de l'air, des alimens, etc. sur les divers tempéramens, et par conséquent sur les passions qu'ils déterminent.

Il y a une grande analogie entre les passions fortes et les fièvres : la colère est, comme la fièvre ardente, occasionnée par la raréfaction du sang ; la crainte et le chagrin ont du rapport avec les fièvres spasmodiques, et dépendent, comme elles, d'un excès d'irritabilité de quelque organe essentiel à la vie. La première passion ne dure guère ; aussi les fièvres ardentes sont très-aiguës, les autres passions sont presque continuelles, et coïncident avec les maladies spasmodiques, qui sont presque toujours chroniques. La joie excessive tient des unes et des autres : aussi est-ce une passion mixte qui paraît provenir, soit de la raréfaction du sang, soit de l'irritabilité des organes principaux ; c'est pourquoi la joie est l'affection l'affection la plus rapide, et celle qui, quoique la plus adaptée au-bonheur de notre existence, tue quelquefois subitement; ce que ne fait guère la colère ou la peur, encore moins le chagrin.

De ce que les passions ont de l'analogie avec les fièvres, on aurait tort de conclure que les passions modérées ne sont pas nécessaires à la santé : le mot fièvre est toujours pris en mauvaise part, tandis que les moralistes considèrent souvent les passions dans un sens favorable ; c'est pour cela qu'ils ne veulent pas les éteindre, mais seulement les modérer.

Si tous les hommes jouissaient d'une égale santé, c'est-à-dire, s'ils avaient le même tempérament, un traité d'hygiène serait très-facile à composer ; il suffirait de fixer la qualité et la quantité des choses auxquelles on devrait recourir à certains périodes, pour se maintenir dans l'état naturel ; et même les hommes qui ont une bonne santé,

B

n'ont besoin de suivre précisément aucune règle ; ils en sont même souvent plus robustes, pourvu qu'ils ne fassent pas de grands excès : *Un régime sévère et soigneux*, dit Hippocrate (1), *est mauvais pour ceux qui se portent bien ; et un genre de vie précautionné est moins sain que celui dans lequel on fait quelque petit excès.*

Le mot tempérament, qui signifie par lui-même un état de santé, parfaite, est celui dont on se sert pour désigner une intempérie du corps ; et le tempérament n'est autre chose qu'une maladie générale et peu grave, mais qui peut devenir facilement aiguë ou dangereuse. Le régime de vie, qui est indiqué pour obvier aux divers tempéramens, constitue par cela même de vrais remèdes, qui ont nécessairement de l'analogie avec ceux qui guérissent directement des maladies plus considérables.

______

(1) Aph. 5, liv. 1.

Les règles d'hygiène sont donc de vrais préceptes de médecine pratique. La grande difficulté consiste à bien classer les tempéramens; si nous réussissons dans cette entreprise, le reste coulera de source.

CHAPITRE III.

Des Tempéramens.

DEPUIS Galien, on considère en général neuf espèces de tempérament; savoir, le tempérament parfait, qui est la santé absolue; quatre tempéramens simples, le froid, le chaud, le sec, et l'humide; et quatre tempéramens composés ; le pituiteux, ou le froid et humide; le sanguin, ou le chaud et humide ; le bilieux, ou le chaud et sec ; et le mélancolique, ou le froid et sec.

Le tempérament parfait étant un être presque métaphysique, les Médecins *galénistes* ne distinguent guère que huit espèces de tempérament, qu'ils bornent même à quatre, parce qu'ils ont vu que le tempérament froid ne pouvait pas être distingué du pituiteux ; que le chaud était nécessairement sanguin , et particulièrement bilieux ; enfin que la sécheresse ou l'humidité était également inséparable de tout état du corps qui constitue un tempérament ordinaire.

J'admets aussi quatre espèces de tempérament , mais je ne suis pas strictement la distinction des anciens. D'abord ils ne considéraient que la prédominance des humeurs , tandis que l'état des solides doit entrer pour beaucoup dans l'évaluation des tempéramens ; d'un autre côté , l'atrabile dont la prédominance faisait naître le tempérament mélancolique , n'est pas une humeur particulière , ce n'est qu'une dégénération de la bile ; et cette dernière humeur ne peut être augmentée que par l'irritation du foie. Par conséquent la prédominance ou la dégénération de la bile est un effet , et non la cause d'un tempérament par ticulier : ainsi je ne ferai mention, ni du tempérament mélancolique, ni du bilieux.

Cependant comme le plus grand nombre des Médecins, même modernes, reconnaissent les quatre tempéramens des *humoristes*, je me rapprocherai de leurs idées autant qu'il me sera possible.

On ne peut admettre de système en médecine qu'autant qu'il peut tendre à perfectionner la pratique. Jusqu'ici les théories ne présentent les principes de médecine que dans une certaine confusion. La faiblesse, le relâchement, l'atonie d'un côté ; et de l'autre la force, le resserrement et le spasme, sont regardés comme des termes synonymes : aussi tous les jours des Médecins instruits, guidés par l'observation, mais ne sachant pas mettre de l'exactitude dans leur manière de s'énoncer, déclarent que les personnes faibles sont les plus sensibles, et que la faiblesse des vieillards exige des toniques. Il est d'autant plus nécessaire de corriger ce langage vicieux, que les plus grands hommes dans l'art de guérir administrent aujourd'hui à titre d'excitans, soit le quinquina, qui est antispasmodique, soit le vin et la thériaque, que le Conseil de Santé des armées avait regardés comme les meilleurs cordiaux, tandis qu'ils sont calmans.

Toutes les intempéries du corps pourraient absolument se réduire à la raréfaction et à la condensation; mais comme les vices de nos fluides diffèrent essentiellement de ceux des solides, il faut distinguer quatre espèces d'intempérie ou tempérament. Ces quatre intempéries seront, le tempérament irritable, qui dépend d'un certain relâchement des solides; le tempérament faible, c'est-à-dire, non irritable, qui provient presque toujours d'un resserrement excessif; le tempérament sanguin, qui est occasionné par la raréfaction des humeurs; et le pituiteux, que fait naître l'épaississement humoral.

Le tempérament sanguin, tel que je le conçois, diffère de celui qu'on connaît sous ce nom; il est, à proprement parler, le même que celui qu'on nomme bilieux. Je trouve que le tempérament sanguin ordinaire ne diffère pas de la santé parfaite : en effet, c'est le sang qui le constitue ; et hors le cas du tempérament parfait, qui seul n'est pas une intempérie, ce sang est, ou raréfié ou épaissi ; dans le premier cas, il constitue le tempérament bilieux ; dans le second, c'est le tempérament pituiteux.

Le tempérament faible peut résulter d'un excès de relâchement par l'effet d'une humidité affaiblissante ; mais ce tempérament n'est guère que celui des enfans nés par avortement, et tout au plus de ceux qui viennent de naître. Ainsi il se corrige de lui-même, lorsque l'enfant vit en santé ; ou, lorsqu'il est réellement malade, par les soins d'un Médecin, qui peut quelquefois le faire vivre ; mais les hommes faibles sont nécessairement les vieillards, qui tous ont les solides resserrés dans les organes principaux.

Le tempérament irritable est celui des enfans et des femmes; il provient évidemment d'une certaine atonie, et l'on est dans l'erreur lorsqu'on considère la contraction qui est un effet de l'irritabilité, comme la suite d'un resserrement ou desséchement, puisque les personnes avancées en âge perdent cette faculté à mesure que leurs solides se resserrent, ou se dessèchent.

Le tempérament pituiteux a été mal à propos attribué aux femmes, même aux enfans. L'enfant peut bien être pituiteux, surtout en naissant; mais les enfans qui se portent bien, sont plutôt disposés au tempérament sanguin, puisque leurs vaisseaux sont proportionnellement plus grands que dans l'adulte, et que leur circulation est beaucoup plus active. On pourrait dire des femmes qu'elles seraient presqu'aussi sanguines que les enfans, si les flux sanguins auxquels elles sont naturellement sujettes dépendaient d'une pléthore, comme l'ont pensé plusieurs Auteurs, et non d'un excès d'irritabilité des organes de la génération, comme je le crois.

D'après ces considérations, je déclare que les enfans sont naturellement disposés au tempérament sanguin et au tempérament irritable, que les femmes sont simplement irritables, que les hommes jeunes sont assez sanguins, que les vieillards sont faibles, enfin que le tempérament pituiteux n'est guère qu'accidentel, et dépendant d'un mauvais régime, lorsqu'il n'est pas contracté avant la naissance.

Le diagnostic des tempéramens, tels que je les ai établis, est assez facile : l'incohérence, ou du moins la confusion, des signes des tempéramens des anciens, ne se rencontrera pas ici. Le tempérament irritable paraît faire une exception à la règle, en ce qu'il ne diffère guère du tempérament sanguin que parce que l'excès d'irritabilité se trouve borné à quelques organes. Il est vrai que le sang n'est ni trop abondant ni trop raréfié; mais il est certain que ce tempérament se rapproche plus des maladies locales que des affections générales. Cependant comme les organes affectés chez les personnes irritables ont une influence directe sur tout le corps, que ces personnes peuvent vivre très-long-temps sans que ces lésions organiques prennent un caractère inflammatoire, et que ce caractère, lorsqu'il existe, détermine rarement des maladies aiguës, telles que les affections auxquelles donne lieu le tempérament sanguin, il est essentiel de ne considérer les lésions dont il s'agit que comme constituant une espèce de tempérament.

Les signes du tempérament irritable sont les mêmes que ceux qui annoncent l'affection spasmodique des organes affectés dans ce tempérament. Les organes les plus irritables sont chez les enfans, le cœur, et principalement les organes des sensations; chez les femmes, la matrice; chez les jeunes gens, les poumons; et chez les personnes d'un âge mûr, l'estomac. Ce sont aussi ces parties qui sont affectées de préférence chez les individus irritables.

Comme ce tempérament est humide et assez chaud, on observe ordinairement une peau molle et assez blanche, des vaisseaux étroits et en assez grand nombre, le pouls assez fréquent, mais ordinairement peu élevé, le sommeil d'une courte durée, les sécrétions et excrétions souvent troublées. Les personnes douées de ce tempérament sont très-sensibles : un rien les émeut, les effraie, les fait frissonner; leur esprit est disposé aux belles-lettres, et aux arts d'imagination, comme la peinture et la musique; leur mémoire est facile, leur conception prompte; mais leur jugement n'est pas toujours exact, et

B 6

ils changent souvent de goût et de fa-
çon de penser.

Les tempéramens irritables sont plus
sujets aux passions tristes, telles que
le chagrin et la crainte, qu'à la colère,
parce que leur sang n'est pas excessivement échauffé. Il paraît que les personnes naturellement irritables sont
blondes, au moins en général.

Les hommes d'un tempérament sanguin ont le diamètre des vaisseaux
plus grand, le pouls plus fréquent et
plus élevé, la transpiration plus abondante, la peau moins humide; ils sont
ordinairement bruns, et assez mai-
gres. Ces personnes sont encore plus
propres aux lettres et aux arts que celles
dont j'ai déjà parlé; mais aussi leur
jugement est encore moins exact, et
leur inconstance plus grande.

Les tempéramens sanguins sont plus
susceptibles des passions violentes : les
gens qui se mettent souvent en colère,
disent qu'ils sont bilieux, c'est-à-dire,

sanguins, d'après nos idées. La colère est donc la passion favorite des personnes sanguines. Elles sont aussi sujettes à des joies immodérées, surtout rapides, de courte durée, et excessives.

Les tempéramens sanguins ont le plus grand rapport avec les tempéramens irritables ; ce sont, comme je l'ai dit, ceux qu'on appelle ordinairement bilieux : les tempéramens qu'on désigne communément sous le nom de sanguins, ont plus de rapport avec les pituiteux. Je ne pense pas qu'on doive en faire une espèce particulière : en effet, s'ils ne proviennent point d'un épaississement lymphatique, ou d'une raréfaction sanguine, ils forment tout au plus une complication de ces deux espèces d'affection. Ainsi si le tempérament sanguin des anciens diffère de la santé parfaite, il constitue un tempérament mixte, compliqué du pituiteux et du sanguin ; et dès-lors on doit trouver peu extraordinaire que je rapproche le tempérament sanguin ordinaire du tempérament pituiteux.

Les tempéramens irritables et sanguins sont exposés, lorsqu'ils n'éprouvent pas des passions bien marquées, à cet ennui dévorant, qui provient chez eux des petites contrariétés, qu'on éprouve toujours lorsqu'on ne vit pas seul ; contrariétés dont les autres tempéramens s'aperçoivent à peine. C'est auprès d'eux qu'un Médecin agréable réussit souvent, en faisant naître des sensations nouvelles, lorsqu'il est assez adroit pour diminuer celles qui sont nuisibles, et qu'il apprend aux personnes qui entourent ces êtres, à ne pas vouloir brusquement changer une passion en une autre plus violente, comme une joie excessive en une forte crainte, et réciproquement.

Si l'on n'a pas besoin des mêmes ménagemens à l'égard des tempéramens faibles ou pituiteux, c'est que ces derniers n'ont pas des passions, du moins assez actives. Cela est évident d'après les signes de ces tempéramens, qui se ressemblent assez à cet égard. En effet, le symptôme qui distingue spécialement le tempérament pituiteux, est le relâchement extérieur, qui même quelquefois a lieu chez les vieillards les plus faibles, notamment lorsqu'ils sont leucophlegmatiques. Les désirs sont très-bornés chez les uns et chez les autres.

Mais outre que l'âge les distingue suffisamment, on peut dire que le tempérament pituiteux ne peut guère être indépendant d'une augmentation d'irritabilité vers les organes pulmonaires ou abdominaux, parce que l'épaississement lymphatique qui le caractérise spécialement, présente des obstacles à la respiration et aux sécrétions. Les hommes pituiteux ont en outre pour l'ordinaire beaucoup plus d'embonpoint que tous les autres.

Les individus doués de l'un ou de l'autre des tempéramens en question, sont tranquilles, ont une imagination faible, une mémoire infidèle, et le pouls lent. Les enfans, qui sont assez pituiteux, et quelquefois faibles, comme je l'ai déjà dit, sont alors très-dormeurs, et du nombre de ceux qui sont menacés d'imbécillité. En général, le caractère pathognomonique de la véritable faiblesse, est un sommeil fréquent et prolongé : c'est ce qui fait craindre pour les jours des vieillards qui dorment beaucoup.

CHAPITRE IV.

Du Régime.

Nous avons remarqué qu'une bonne nutrition entretenait le corps dans un mouvement modéré et assez uniforme ; que lorsque la nutrition n'avait pas lieu, les vaisseaux exhalans et sécréteurs étaient doués d'une plus grande contractilité, qui provenait de ce que le sang non renouvelé était très-irritant, et que les fluides sécrétés ou exhalés, étaient alors beaucoup plus âcres, et finissaient par corroder les organes. Les alimens sont donc une des parties les plus essentielles du régime; mais ce n'est pas la seule, même en y comprenant les boissons, qui n'agissent dans nos corps que comme alimens ou comme remèdes. Les Médecins ont toujours compris dans la diète ou régime tout ce qui pouvait entretenir la santé. Aussi parmi les règles qu'ils donnaient, on trouvait ce qui était relatif aux passions, aux veilles, aux sécrétions et aux excrétions. Je ne parlerai ni des veilles, ni des sécretions, ni des excrétions; ce que j'avais à en dire, a été inséré dans les chapitres précédens. Je ne dois parler dans celui-ci que des moyens de corriger les tempéramens, et d'entretenir la vie directement; c'est pourquoi je ne parlerai pas précisément des passions, mais des sensations externes, qu'on peut mettre en jeu pour faire naître ou entretenir les passions; sensations qu'on peut changer ou modifier, pour éteindre ou modérer ces mêmes passions.

Ce qui constitue particulièrement le régime, est ce qui est nécessaire pour une bonne nutrition ; savoir, l'air, les alimens, l'exercice et les vêtemens convenables. J'examinerai à part chacune de ces parties, après avoir exposé ce qui concerne les sensations extérieures, sans lesquelles la santé et même la vie ne sauraient avoir lieu.

Je ferai donc cinq sections : la première sera destinée à l'usage des sensations extérieures ; la deuxième, à rapporter ce qui est connu des effets de l'air sur le corps humain ; la troisième, à faire connaître ce qu'il y a d'intéressant relativement au choix des alimens ; la quatrième, aux avantages de l'exercice ; et enfin la cinquième, à l'usage des vêtemens.

Section I.re

Des Sensations extérieures.

Les Philosophes ne désignent par sensation que celles qui proviennent des organes des sens : ce sont ces sensations dont il s'agit dans cette section. Les Médecins au contraire appellent sensation tout ce qui peut exciter la sensibilité animale. On doit même dire que les organes des sens ne produisent de véritables sensations que parce qu'ils transmettent leurs affections ou modifications au *sensorium*, qui réside dans le cerveau, et plus particulièrement dans la moelle alongée.

La grande distinction entre les nerfs de la vie animale et ceux de la vie organique me paraît moins essentielle que celle qui tendrait à séparer les nerfs qui transmettent aux muscles le fluide électrique, ou la cause du mouvement volontaire, de ceux qui font passer au *sensorium* ce même fluide, ou la cause des sensations.

On ne peut pas regarder les nerfs comme les parties véritablement sensibles, lorsqu'on voit que les nerfs principaux servent très-peu à la sensibilité; que lorsqu'ils sont irrités, ils ne paraissent sensibles qu'au-dessous de la partie affectée; et que tous les nerfs des ganglions présentent une sensibilité presque nulle. Ces faits, qui semblent si extraordinaires, paraissent prouver que la sensibilité n'est qu'un excès d'irritabilité du *sensorium*, occasionnée par la transmission à cet organe d'un fluide subtil.

Quoi qu'il en soit, il est certain que les organes des sens transmettent les sensations extérieures au *sensorium*, ou au moins au cerveau. Les affections des organes des sens peuvent se réduire au sentiment du tact, puisque les sensations dérivent essentiellement d'un contact immédiat entre quelque corps extérieur et un de ces organes; mais les sensations diffèrent réellement, suivant l'organe affecté, et on a eu raison de distinguer cinq sens.

Avant de parler d'une manière particulière de ce qu'on nomme principalement sensations extérieures, je dois dire quelque chose des bains et des frictions, en tant que ces moyens agissent sur nos sens : ils portent leur impression sur la peau, qui est l'organe qui communique les sensations les plus exactes. Les bains froids et les frictions sèches produisent à peu près le même effet ; ils resserrent la peau, et ont quelque rapport avec l'exercice ; les bains froids en outre enlèvent le calorique du corps ; et si leur température est très-froide, ils peuvent déterminer un effet analogue à celui que l'air excessivement froid occasionne chez les êtres fatigués qui ne peuvent s'en mettre à l'abri ; c'est-à-dire, une action éminemment sédative, puisque, suivant le rapport des observateurs et des voyageurs, qui ont eux-mêmes éprouvé en partie cet accident, lorsque le froid saisit tout le corps, on s'engourdit entièrement, et on tombe dans un sommeil doux, qui mène insensiblement à la mort.

On ne peut donc révoquer en doute l'action sédative du froid. Mais si nous considérons qu'ordinairement les premières impressions du froid occasionnent la rigidité des membres et un tremblement convulsif, nous avouerons que le froid extérieur fait refluer le sang vers les organes essentiels à la vie, et par conséquent peut donner lieu à de grandes irritations; ce qui rend les bains froids très-dangereux. Les frictions ont moins d'inconvéniens; et je conseille de frictionner les enfans avec l'eau froide peu de temps après leur naissance, pour resserrer leur tissu cellulaire, en supposant qu'ils se portent assez bien ; mais en général il ne faut pas abuser de pareils moyens.

La peau étant l'organe du sens du toucher, les bains et les frictions peuvent communiquer directement des sensations extérieures. Les bains très-froids n'en communiquent aucune de ce genre, puisqu'ils n'agissent qu'en enlevant le calorique. Les frictions humides se rapportent en cela aux bains froids, parce qu'après la première impression, le calorique, que le frottement développe, est absorbé par l'eau qui s'évapore.

Les bains chauds agissent par la chaleur, c'est-à-dire, relâchent, à moins que cette chaleur ne soit assez forte pour décomposer l'eau, et combiner son oxygène avec la peau, ce qui forme une véritable brûlure. C'est pourquoi les bains en général ramollissent la peau, et augmentent la chaleur ; ce qui fait que le sang y aborde plus facilement, que les exhalations et les absorptions se font d'une manière plus active. Ils deviennent alors sédatifs pour l'intérieur, si le poids de l'eau, qui est huit cents fois plus fort que celui de l'air, n'occasionne une compression suffisante pour nuire à quelque organe, comme on le remarque quelquefois ; par exemple , lorsque les bains entiers déterminent le crachement de sang, la céphalagie , etc. Aussi les Médecins conseillent-ils ordinairement les demi-bains ou les bains partiels.

Les bains tièdes diminuent donc en général l'irritabilité des organes autres que la peau, et par conséquent les sensations internes ; mais ils augmentent les sensations extérieures, puisqu'ils font accroître l'irritabilité de l'organe cutané , et des autres organes des sens, dont les nerfs sympathisent avec lui. Cela n'empêche pas que je les croie plus utiles aux maniaques que les bains froids , parce qu'ils produisent un effet plus analogue à celui des douches froides sur la tête , et augmentent la vertu de ce dernier remède, que doivent contrarier les bains froids en portant à la tête le sang que les douches font refluer ailleurs.

L'absorption de l'eau du bain étant analogue

analogue à celle de l'humidité de l'air, et particulièrement à celle des boissons, il en sera question dans les sections qui concernent l'air et les alimens.

Tout cela prouve que les moyens physiques peuvent modifier les sensations; mais cette section étant principalement destinée aux moyens moraux, je vais tâcher de les exposer.

Il est certain que les sensations qui déterminent les passions, augmentent l'irritabilité du cœur directement par la sympathie que les nerfs entretiennent entre le *sensorium* et cet organe de la circulation ; sympathie qui, quoiqu'obscure, ne laisse pas d'exister, et qui serait démontrée par les passions elles-mêmes. Ainsi le cœur, qui tient particulièrement à la vie organique, n'en est pas moins dépendant sous ce point de vue des nerfs de la vie animale, s'il est vrai qu'il faille faire une distinction entre les nerfs des deux vies.

C

Quoi qu'il en soit, les sensations externes augmentent les passions des hommes ; elles en sont même la source, puisque, sans les organes des sens, les passions ne pourraient exister. La joie, la colère, et même le chagrin, dépendent nécessairement de l'affection des organes des sens, ou du souvenir des sensations que ces organes ont primitivement fait naître ; dans les deux cas le *sensorium* est affecté avant le cœur, quoique le sang, qui a tant d'action sur ce dernier organe, fasse bientôt prédominer son affection.

Nous avons vu que les tempéramens sanguins étaient sujets à la colère. Dès-lors les sensations vives, qui peuvent augmenter cette passion, leur sont principalement nuisibles. Ainsi tout ce qui peut accroître les sensations extérieures, comme le grand jour, la chaleur, le grand bruit, et surtout la contrariété, déterminent les accès de colère les plus violens.

C'est alors qu'il faut user d'adresse
pour modifier les passions de ces individus, afin qu'ils croient satisfaire
leur goût en fuyant la lumière, les
endroits échauffés, etc.

Il est rare qu'on puisse modérer les
passions propres au tempérament sanguin autrement que par adresse ; il est
encore plus rare que les personnes qui
ont un pareil tempérament puissent
les modifier eux-mêmes. Les alimens
et les qualités de l'air, favorables au
tempérament sanguin, offrent néanmoins de grandes ressources à cet
égard, en modifiant le tempérament,
comme nous le verrons dans les sections suivantes.

Les passions auxquelles sont sujets
les tempéramens irritables, présentent
moins d'obstacles à une certaine modification, que celles des tempéramens
sanguins, quoiqu'on puisse dire en
général qu'on ne peut guère modérer
les passions des hommes irritables
qu'autant qu'ils avancent en âge ; ce

qui ne peut se faire que d'une manière presqu'insensible.

Cependant il est des circonstances où l'adresse de ceux qui entourent les personnes dont il s'agit , réussit avec efficacité. Elle consiste, non-seulement à prendre les mêmes mesures qu'à l'égard des tempéramens sanguins , mais encore à user momentanément dans certains cas , de force et d'autorité. Les maniaques sont les êtres les plus irritables ; ce sont ces hommes-là surtout à l'égard desquels la médecine de l'esprit est souvent salutaire , comme l'a mis hors de doute M. Pinel. Ainsi bien loin d'approuver les usages barbares , qui tendent à maltraiter les fous, je dis au contraire que ces usages augmentent toujours l'irritabilité du *sensorium* , qui constitue leur maladie. Néanmoins dans quelques occasions tout serait inutile , si l'on n'usait de rigueur.

J'ai vu pendant quelques jours un maniaque , qui avait été adressé à l'hôpital de Beziers, comme un malade en délire. L'ayant trouvé sans fièvre, je soupçonnai qu'il était en démence; et mon soupçon fut confirmé, puisqu'il entra bientôt dans des accès de fureur. Certainement lorsque les maniaques sont sujets à devenir furieux, leur tempérament tient un peu du sanguin; et par conséquent les mauvais traitemens tendent à exaspérer les maux de ceux qui sont dans cet état. Cependant les circonstances m'engagèrent à faire attacher l'homme dont je viens de parler. Mais sachant que cela ne pouvait que lui nuire, je cherchai de suite à diminuer sa fureur. Je lui fis faire pour cet objet une saignée du bras ; ce qui le rendit plus tranquille. Il consentit à être ensuite saigné du pied, si on le détachait ; et après cette dernière saignée, il fut tout-à-fait raisonnable. Il resta quelques jours à l'hôpital, et fut toujours tranquille.

On peut de même user d'autorité, lorsque l'adresse ne suffit pas, auprès de certaines personnes dont les passions tiennent à l'irritabilité, comme celles qui sont sujettes à une joie immodérée, ou qui éprouvent un amour excessif, pourvu qu'on sache faire sentir à ceux qu'on veut corriger, le bonheur qui doit résulter pour eux des nouveaux goûts qu'on leur inspire, imitant en cela les bons moralistes, qui nous font trouver du plaisir à faire le bien. Ce qui réussit alors est une passion momentanée, contraire jusqu'à un certain point à celle qu'on cherche à combattre, et plus modérée : c'est ordinairement une espèce de crainte.

Mais le comble de l'art consiste, comme je l'ai déjà dit, à faire désirer aux individus irritables ce qui doit changer leur tempérament. C'est pourquoi d'un côté, l'air et les alimens choisis, etc., pourront, en modifiant leur manière d'être, leur procurer des sensations différentes; et réciproquement les sensations particulières que certaines dispositions feront naître, leur feront rechercher l'état de l'air, les alimens, etc., qui leur sont convenables. Ces dispositions doivent d'abord être les mêmes que celles qui ont été indiquées pour modifier les passions des hommes sanguins.

On peut ajouter ensuite ce qui tend à imprimer à des organes peu disposés à l'irritabilité une émotion suffisante pour diriger sur eux les irritations, qui affectaient naturellement les parties malades. Car le tempérament irritable dépend, comme les maladies spasmodiques, de ce que la cause de l'irritabilité n'est pas répandue dans le corps aussi uniformément qu'elle devrait l'être. C'est pour cette raison que les méthodes perturbatrices réussissent souvent contre les maladies dites nerveuses. Ainsi la musique, tant vantée contre ces affections, n'agit qu'en déterminant vers le cerveau le sang, qui se portait en affluence, soit à l'estomac, soit à la matrice, etc.

Il en est de même des effets de la promenade, du spectacle, de la danse, etc. Tous ces moyens, lors même qu'ils n'augmentent pas l'exercice du corps, dont nous examinerons l'avantage dans une autre section, tous ces moyens augmentent les sensations externes. Ils doivent donc être prescrits avec prudence : on sent que tout ce qui peut fatiguer tend à devenir nuisible ; et la musique tendre fait encore plus de mal que celle qui est bruyante, parce que les accens et les accords qui rappellent la tendresse, présentent à l'esprit des images qui ont une influence directe sur le cœur.

En général ce qui détermine les passions nuit aux tempéramens irritables ou sanguins. Si les Médecins cherchent quelquefois à faire naître la joie chez des malades de ce genre, ce ne peut être ordinairement que pour remplacer une passion forte par une qui l'est moins, et pour modérer ainsi leur passion habituelle. Aussi ne cherchet-on à déterminer qu'une joie peu vive : car, comme je l'ai dit, une trop grande joie peut être plus préjudiciable qu'un grand chagrin.

L'art d'éteindre ou de modérer les passions constitue la médecine de l'esprit ; médecine fréquemment salutaire, et qui fait toujours le plus d'honneur au Médecin. Pour être à même d'employer cette médecine à propos, les hommes qui ont eu le courage de surmonter les dégoûts et les difficultés qu'on trouve à tout moment dans les sentiers qui conduisent à la science médicale, doivent de bonne heure tâcher de vivre dans la société, au milieu des personnes aimables, qui par leur gaîté naturelle tempèrent le sombre regard de celui qui pâlit sur les livres, ou vit parmi les mourans, après avoir passé ses plus beaux jours au milieu des morts. Si l'excès de dissipation est nuisible à celui qui s'adonne à l'étude naturelle la plus triste, un excès contraire peut être funeste.

soit à lui, soit aux malades dont il entreprend la curation.

On trouvera peut-être extraordinaire que je conseille aux jeunes gens ce qu'ils ne sont que trop disposés à exécuter, ce qui fait souvent qu'ils négligent leurs études. Mais je puis parler par expérience ; et j'éprouve tous les jours que lorsqu'on a négligé la société, il en coûte peut-être plus pour en goûter les plaisirs, que pour s'en détacher, lorsqu'on est forcé de changer ses goûts pour s'adonner à une étude pénible, qui finit ordinairement par nous dédommager de nos privations.

Si la gaîté est nécessaire aux Médecins, à plus forte raison l'est-elle aux hommes qui ne sont pas comme eux, adonnés à des travaux qui procurent de l'exercice, comme ceux relatifs à l'art de guérir, surtout s'ils ont un tempérament bien marqué. L'ennui, qui est presque toujours le compagnon de l'indifférence, finit par rendre malades ceux qui ne sont pas doués d'une excellente santé. Ces individus, lorsqu'ils sont sanguins ou irritables, ont ordinairement besoin d'un Médecin, qui les égaie d'abord par les sensations nouvelles qu'il doit faire naître par sa présence, et ensuite par les conseils qu'il donne aux personnes qui entourent les malades en question. Ce Médecin serait dans une grande erreur, s'il croyait qu'il est alors utile de changer promptement les impressions qu'il veut modifier, en déterminant une joie excessive.

On voit que ce n'est qu'à l'aide d'un certain art, et avec beaucoup de ménagemens, qu'il est possible d'inspirer aux personnes sanguines et irritables, des sensations propices. Il n'en est pas de même des tempéramens pituiteux et faibles : si les hommes doués de ces tempéramens, ou de l'un des deux, peuvent encore moins que les autres diriger eux-mêmes les sensations externes qui leur sont convenables, il est bien plus facile aux personnes qui les entourent, de les rendre susceptibles d'éprouver ces sensations.

Presque toutes nos ressources pour modérer les passions, sauf les effets de l'air, des alimens, de l'exercice, etc., sont négatives, ou perturbatrices; et même à proprement parler, il n'y a que les alimens qui aient une action directe pour modérer l'activité des causes qui entretiennent les passions : tout le reste peut se rapporter à l'éloignement des objets qui affectent les sens, ou à l'irritation de certains organes plus faibles, dont l'affection nouvelle peut diminuer l'irritation de ceux qui sont malades. Voilà pourquoi il est si difficile d'occasionner, chez les personnes sanguines, ou irritables, la gaîté qui doit leur être favorable.

Mais rien n'est si aisé que d'activer les passions; et les tempéramens pituiteux et faibles se trouvent bien des passions actives. Les sensations propres à faire naître les passions, sont donc convenables aux hommes faibles ou pituiteux, et ce sont ces sensations qu'il est facile de déterminer.

Des images fortes et diversifiées, des accens expressifs et inattendus, enfin tout ce qui peut réveiller les sens engourdis, tend à développer le germe des passions : si leur cause principale est dans le cœur, les causes occasionnelles sont hors de nous. Ainsi quoique l'air pur, les alimens échauffans, les courses rapides, etc., contribuent plus particulièrement à déterminer les mouvemens du cœur qui caractérisent les affections dont il s'agit, il faut avouer qu'une musique guerrière, des tableaux variés et animés, des frayeurs subites, etc., doivent nécessairement contribuer à procurer des sensations promptes et vives, qui activent, et même souvent font naître des passions bien marquées.

Les hommes d'un tempérament pituiteux, lors même qu'ils n'ont aucun organe essentiellement irritable, sont bien plus susceptibles d'éprouver des passions que les êtres réellement faibles ; et par conséquent ce doit être sur ces derniers qu'on doit le moins compter lorsqu'on veut imprimer des sensations qui puissent donner lieu à quelque passion assez active.

SECTION II.

De l'Air.

L'AIR fournit presqu'en entier l'élément de la vie de l'homme, puisque dans l'état de santé on peut vivre quelques jours sans nourriture, et que personne ne peut subsister plusieurs instans sans air. Les Chimistes modernes ont éclairci beaucoup de phénomènes, auxquels donne lieu ce fluide si intéressant. Ils n'ont pas cependant encore expliqué d'une manière bien satisfaisante comment l'air était nécessaire à l'irritabilité. Tout le monde est d'accord sur la vertu qu'a l'air de rendre le sang rouge ; et l'on sait, d'après les expériences de Bichat, que le sang noir éteint directement la faculté contractile, faculté qui paraît être la base de toutes les autres.

Il paraît d'abord que la chaleur est la cause immédiate de la contractilité, et que le sang noir n'empêche cette contractilité que parce qu'il n'a pas une chaleur suffisante. On peut objecter que la chaleur peut être directement introduite dans l'organe pulmonaire, sans qu'elle provienne de la combinaison d'une partie de l'air atmosphérique ; je répondrai que la glotte et la trachée-artère étant très-irritables, ne permettent pas à la chaleur de s'introduire dans les poumons. Aussi lorsque l'air est très-chaud, les organes de la poitrine sont moins lésés pour l'ordinaire que les autres, comme on le voit même dans les fièvres ardentes dites bilieuses, parce que le calorique pénètre directement dans l'estomac et dans les vaisseaux absorbans cutanés, quoique les poumons en reçoivent peu ; de sorte qu'on pourrait dire que la chaleur du sang provient en grande partie du système capillaire général pendant l'été, tandis que dans l'hiver elle dépend surtout du système capillaire des poumons. Du reste, cela est très-obscur ; et nous ne pouvons pas donner une explication suffisante sur ce point.

L'air froid est assez utile aux personnes irritables, lorsqu'ils n'ont pas la poitrine affectée, auquel cas cet air leur est ordinairement nuisible : l'air froid, étant plus condensé, contient sous un même volume une plus grande quantitité d'oxygène, de cet air vital que les Physiciens chimistes nous ont appris se combiner dans les poumons avec le sang, comme il le fait dans nos foyers avec les corps combustibles ; et il n'est personne qui n'ait remarqué que le bois brûlait bien mieux dans un temps froid que dans la saison de l'été. C'est aussi avec les temps froids que les maladies de poitrine sont plus graves , lorsqu'elles ne dépendent pas d'une faiblesse réelle , ou d'un engorgement lymphatique simple.

L'air froid a encore l'inconvénient de supprimer la transpiration ; mais il paraît, comme le pense Bichat, que la répercussion du fluide transpiratoire n'arrive guère , mais que le sang qui ne s'en est pas dépouillé est beaucoup plus âcre, et que cette âcreté , jointe à son impulsion , que le resserrement de la peau occasionne vers certains organes , les irrite particulièrement : car le froid , étant tonique et sédatif, doit empêcher uniquement la contractilité des vaisseaux exhalans et absorbans. Aussi voit-on que les enfans , et les personnes sanguines dont les poumons ne sont pas trop irritables , supportent sans danger le plus grand froid , pourvu qu'ils fassent assez de mouvement pour échauffer les parties éloignées du cœur.

On pourrait dire que l'air froid convient à tous les tempéramens, lorsque la poitrine n'est pas affectée : car par la chaleur du sang à laquelle il donne lieu, il est assez favorable, soit aux tempéramens pituiteux, soit aux personnes faibles, lorsqu'on peut faire un exercice convenable. Mais comme ordinairement les tempéramens sanguins ont les poumons très-irritables, l'air froid leur est presque toujours nuisible. Il l'est encore souvent aux individus faibles, parce qu'ils ne peuvent guère entretenir la chaleur naturelle au milieu d'une atmosphère froide. Les personnes pituiteuses, au contraire, s'en trouvent bien : il dissout la lymphe par la chaleur qu'il procure au sang, et facilite l'action de leur estomac, en irritant, au moyen de l'oxygène qu'il contient, les vaisseaux capillaires de cet organe.

C'est surtout à l'enfance que l'air

froid est utile ; et en général tout ce qui est froid convient à cet âge , lorsqu'il n'y a pas de maladies graves qui contr'indiquent les effets du froid : la transpiration de ces êtres , dont les vaisseaux capillaires sont très-irritables , n'est pas facilement supprimée ; et leurs poumons , qui reçoivent à cet âge peu de sang proportionnellement , s'affectent rarement par l'effet de cette température. L'air froid active leur respiration et leur digestion , contribue à résoudre l'épaississement des humeurs , et habitue ces individus à faire beaucoup d'exercice. Or tous ces moyens facilitent la circulation , et empêchent que le sang irrite certains organes de préférence. On sent que l'exercice , au milieu d'un air froid , est préférable aux bains froids , qui sont perturbateurs.

J'ai dit que l'air froid était plus condensé que celui qui avait une température plus douce. Cela n'est vrai qu'autant que l'on suppose que les airs que l'on compare sont pris à la même élévation. Car l'air étant élastique et pesant, il s'ensuit que les parties qui touchent la terre sont les plus comprimées, et par conséquent les plus denses. On doit conclure par la même raison que les parties de la terre les plus basses sont celles où l'air est le plus condensé. Ainsi, on a calculé que sur les bords de la mer le corps humain éprouvait de la part de l'air une pression de trente-trois millions quatre cent soixante-trois livres, et qu'à Paris, qui est élevé à peu près de vingt-neuf toises au-dessus du niveau de la mer, le corps éprouvait une pression moindre de deux cent vingt-une livres. Enfin, M. de Saussure a observé que l'élévation du sommet du Montblanc était au-dessus du niveau de la mer d'environ deux mille quatre cent cinquante toises, ce qui diminuerait la pesanteur atmosphérique de plus de quatorze mille trois cent huit livres.

On doit voir d'après cela que si l'on conseille aux personnes qui ont les poumons irritables d'habiter les bords de la mer, pour leur faire respirer un air humide, il faut y joindre l'avis d'aller dans un lieu où l'air soit raréfié par la chaleur, puisque l'air agit d'autant plus sur le poumon, qu'il est plus condensé. On doit sentir de même que lorsque l'air froid est indiqué comme sédatif, il faut choisir les hautes montagnes des pays méridionaux, et qu'au contraire, lorsqu'on veut un effet excitant, comme chez les pituiteux, chez les enfans, et surtout chez les personnes faibles, il faut préférer les lieux septentrionaux qui sont sur le bord de la mer.

L'air chaud est évidemment nuisible aux tempéramens sanguins, parce qu'il raréfie le sang. On conseille néanmoins l'habitation des pays chauds aux personnes sanguines qui ont le poumon irritable, pour les mettre à l'abri de l'impression d'un air trop condensé, qui a une action vive sur cet organe. On choisit alors des lieux humides, parce que l'air humide est moins propre à la combinaison de l'oxygène, en ce qu'il absorbe par l'évaporation de la partie aqueuse la chaleur nécessaire à cette combinaison. L'air humide est donc assez sain dans l'été, et dans les pays chauds, lorsqu'il n'est pas chargé de vapeurs putrides. L'air de Toulouse, dont la température est assez douce dans l'hiver, est en général utile aux personnes irritables dont le poumon est affecté, parce qu'il est assez humide.

L'air chaud est préjudiciable aux personnes irritables, à moins que leurs poumons ne soient dans un état de spasme, qui donne lieu à leur tempérament. Quoique dans ce dernier cas le tempérament tienne un peu du sanguin, il est essentiel de faire respirer au malade un air raréfié par la chaleur, parce que le spasme de la poitrine cédera alors la place à celui des autres organes, et se trouvera ainsi diminué, surtout si l'on remédie à la raréfaction du sang par une bonne nutrition.

Mais l'air chaud est avantageux principalement dans les engorgemens pituiteux du poumon, puisque la chaleur contribue à fondre les épaississemens lymphatiques, et à ranimer l'irritabilité générale, qui est presque éteinte chez les pituiteux.

Enfin, l'air chaud est encore plus utile aux tempéramens faibles qu'aux pituiteux; et l'on sait que la chaleur est seule en état de ranimer les vieillards, que les froids de l'hiver précipitent dans la tombe.

J'ai dit que l'air humide était utile aux personnes sanguines qui ont le poumon irritable; et il convient particulièrement à tous les tempéramens sanguins : l'humidité est presqu'aussi sédative que le froid, parce qu'elle occasionne une fraîcheur sensible, résultant de l'évaporation; elle n'est dangereuse pour les hommes sanguins, que lorsqu'elle est chargée de mauvais miasmes.

Cet air nuit bien plus aux individus irritables, dont il supprime la transpiration par la fraîcheur qu'il détermine, et chez lesquels il facilite, par cette action sédative, l'introduction des miasmes, auxquels une trop grande irritabilité des vaisseaux absorbans ferme l'entrée.

L'air humide, étant toujours frais, nuit essentiellement aux tempéramens pituiteux, de même qu'à ceux qui sont faibles.

L'air atmosphérique est toujours composé d'une partie d'oxygène qui se combine avec le sang, et d'environ trois quarts d'azote, qui ne pénètrent pas dans le corps. L'acide carbonique, qui peut se trouver dans l'air ordinaire, n'y pénètre pas non plus, et n'est dangereux qu'autant que des circonstances particulières le soumettent seul à la respiration, à laquelle il est impropre.

impropre. Mais le gaz hydrogène , ou inflammable, est essentiellement nuisible : non-seulement il est impropre à la respiration , mais il pénètre assez facilement dans les vaisseaux lymphatiques , et va faire de grands ravages dans le corps. Il est d'autant plus malfaisant , qu'il est ordinairement imprégné de vapeurs sulfureuses ; et l'on sait combien le gaz hydrogène sulfuré est vénéneux , d'après les expériences de M. Chaussier , qui a démontré que ce gaz , introduit dans le corps , même extérieurement , occasionnait presque subitement la gangrène et la mort.

On ne sait pas trop comment le gaz hydrogène agit sur nos organes. Il paraît pourtant qu'il détermine des irritations violentes , puisque les animaux qu'on soumet aux expériences poussent des cris , lorsqu'ils ne périssent pas subitement. Cela annonce que la mort n'arrive si promptement que par la contraction forte et simultanée des organes essentiels , comme lorsqu'un animal périt par la foudre, ou par l'effet de l'air ordinaire injecté dans le sang veineux.

Les phénomènes que déterminent les gaz putrides, et les miasmes pestilentiels, sont analogues à ceux que produit l'air inflammable sulfuré ; et cela n'est pas étonnant, puisque les miasmes en question proviennent d'une certaine putréfaction végétale, ou animale ; putréfaction qui résulte de la décomposition de l'eau ; car sans humidité aqueuse, rien ne se pourrit ; et ce n'est que par la décomposition de l'eau qu'on obtient le gaz hydrogène dans les laboratoires.

L'air chargé de miasmes putrides, est toujours malfaisant ; mais il l'est moins pour les sujets faibles et pituiteux. On sait que les vieillards ont peu à redouter les maladies pestilentielles, ce qui dépend en grande partie de ce que leur peau est extrêmement serrée, ou, pour mieux dire, de ce que leurs vaisseaux absorbans cutanés sont oblitérés. On peut dire encore que lorsque les miasmes sont introduits dans leur corps, ils y font peu de ravages. Aussi voyons-nous que les fièvres malignes des vieillards n'ont pas ce caractère spasmodique véhément, qui caracté-rise les fièvres pernicieuses des jeunes gens.

Les tempéramens sanguins, et sur-tout ceux qui sont irritables, sont souvent victimes de ces maladies per-nicieuses, lorsqu'on n'y porte pas des remèdes prompts.

On peut donc dire que, lorsque l'air est chargé de miasmes, il est nuisible à tous les tempéramens, mais moins aux gens pituiteux, et à ceux qui sont réellement faibles.

Quant aux gaz impropres à la respi-ration sans être précisément délé-tères, lorsqu'ils sont abondans dans l'atmosphère, ils empêchent que l'oxygène s'y trouve en assez grande quantité pour la plupart des hommes; alors l'air active peu la respiration, et par suite la circulation. C'est dans cette vue que les Médecins ont conseillé à certains pulmoniques l'habitation des étables, ou la respiration habituelle d'un mélange d'acide carbonique avec l'air de l'atmosphère. Cet air ainsi modifié, qui nuirait à la santé de ceux qui se portent bien, est utile aux malades en question, en ce que cette modification empêche une combinaison trop forte de l'oxygène, et par conséquent le développement d'une chaleur nuisible. Cet air se rapproche de l'air raréfié des montagnes, et est convenable aux tempéramens sanguins, mais mauvais pour les hommes faibles ou pituiteux. Les tempéramens irritables doivent se trouver assez bien d'un mélange d'acide carbonique avec l'air de l'atmosphère; mais je crois que l'air des étables leur est nuisible, parce qu'il est chaud, et surchargé de vapeurs animales.

Le vent est une modification de l'air qui consite dans son mouvement ra-

pide. Les vents froids sont très-dangereux pour les individus qui craignent
l'air froid, parce qu'ils renouvellent
fréquemment ses impressions fâcheuses. Le vent humide offre à peu près
les mêmes inconvéniens pour ceux
auxquels l'humidité ne convient point.
Le vent chaud, au contraire, diminue
la chaleur de l'air, en favorisant l'é-
vaporation. Ce n'est que lorsqu'il est
sec, que le vent est véritablement
chaud ; car l'humidité est éloignée des
températures extrêmes.

Hippocrate a observé que les habi-
tans des lieux exposés aux vents du
levant, se portaient bien, tandis que
ceux des villes où soufflait le vent
du couchant, étaient plus souvent
malades, même que ceux qui étaient
exposés aux vents du nord et du midi.
Les vents du couchant, dit-il, *mettent l'atmosphère dans une position
pareille à celle de l'automne. Une
ville située, relativement aux vents,
dans l'exposition dont il est ici ques-*

*tion, participe à toutes les incom-
modités qu'amènent les matinées et
les soirées* (1). Il est certain que le
vent du couchant est humide et assez
froid, parce que le soleil n'a pas
d'action sur lui. C'est principalement
sur les personnes faibles que te vent
porte son impression. Les hommes irritables s'en trouvent encore assez
mal, parce qu'en supprimant la transpiration, il donne lieu à une acrimonie du sang.

Mais il est essentiel d'observer que
la mer et les rivières influent encore
plus que toute autre cause sur l'humidité des vents. Aussi est-il bon que les
personnes faibles, et celles qui sont
irritables, habitent du côté du midi
relativement à la mer ou aux fleuves,
pour que le vent du sud ne soit pas
humide : le vent du nord n'est pas
bien dangereux, lorsqu'il est humide.
Les mêmes conseils doivent être don-

____

(1) De l'air, des eaux, et des lieux. OEuv. d'Hipp.

nés aux individus dont le tempérament est pituiteux; car il n'y a que les tempéramens sanguins auxquels l'air humide soit avantageux.

SECTION III.

Des Alimens.

L'ANALYSE des substances animales et végétales par l'acide nitrique, les convertit presque toutes en acide oxalique (acide du sucre). Ainsi, on peut dire, avec l'auteur du Traité des Alimens de l'Encyclopédie méthodique (1), que les différentes substances qui composent nos organes, se retrouvent non-seulement dans les fluides nourriciers de notre corps, mais encore dans les diverses matières qui nous servent de nourriture. Cette base de l'acide oxalique n'est, quoi qu'on en puisse dire, que le mucilage pur, et est elle-même une substance composée.

____

(1) M. Hallé.

D 4

La base oxalique se trouve principalement dans les matières fermentescibles. La putréfaction n'est qu'une espèce de fermentation : ces modifications des substances nutritives, qu'on désigne par les mots, *putréfaction et fermentation*, sont dûes à la décomposition de l'eau ; car les corps secs sont à l'abri de l'une et de l'autre de ces modifications.

Les corps fermentescibles paraissent contenir une matière combustible, qui s'unit à l'oxygène de l'eau, et fait que l'hydrogène s'évapore, en s'unissant lui-même à une partie de cette substance combustible : les substances nutritives sont toutes plus ou moins combustibles. D'un autre côté, la nutrition donne naissance à une matière terreuse, comme le prouve l'ossification. Ainsi, on pourrait dire que la partie nutritive des alimens est dûe à une matière terreuse dissoute par une substance combustible. D'ailleurs c'est le seul moyen d'expliquer comment l'eau nourrit les plantes et quelques animaux, et comment les huiles sont des substances nutritives.

Je pense que les chimistes se sont trompés lorsqu'ils ont cru que l'azote se combinait avec les alimens pour former les matières animales. Il paraît au contraire que le gaz azote est une excrétion animale, comme le gaz oxygène est une exhalation végétale. C'est sans doute pour cela que les substances animales produisent peu de gaz azote, même d'alcali volatil, en comparaison des gaz putrides, c'est-à-dire des gaz hydrogènes plus ou moins chargés d'autres matières. La grande quantité d'azote que les substances animales donnent par l'acide nitrique, doit provenir en grande partie de la décomposition de cet acide.

Les alimens sont avalés sous forme sèche, ou combinés avec des liquides. D'après ce que j'ai dit en parlant de la nutrition, je fais consister la qualité nutritive dans une vertu desséchante,

D 5

que j'attribue particulièrement à la partie terreuse des alimens. Mais cette partie terreuse a besoin d'être plus ou moins dissoute, suivant l'âge et l'irritabilité des individus, parce que les alimens les plus épais demandent une plus grande action du système capillaire pour pouvoir être absorbés. Mais aussi ce sont ceux qui tempèrent le plus l'irritabilité des organes, parce qu'étant, par l'effet de la nutrition, interposés dans leurs pores, ils les rendent moins sensibles à l'impression du sang, dont ils ont diminué la chaleur en invisquant sa partie combustible.

Tous ces faits paraissent démontrés par l'observation des maladies qui proviennent d'un défaut de nutrition : les personnes jeunes qui mangent très-peu, sont sujettes aux convulsions ; celles qui se nourrissent bien, ne les redoutent guère ; et on sait que les alimens solides sont les véritables remèdes à la disposition aux spasmes.

Les hydropisies elles-mêmes, lorsqu'elles sont occasionnées par le défaut de nourriture solide, annoncent une irritation locale, cause de l'exhalation extraordinaire, puisque les liquides qu'on retire des organes infiltrés sont lymphatiques, et que d'un autre côté les reins et la vessie, qui sont les organes les plus faibles chez la plupart des hydropiques, n'excrètent que très-peu de matière liquide, laquelle certainement est très-âcre.

Il est des circonstances où le suc gastrique est assez actif pour dissoudre aisément les substances les plus difficiles à digérer, de manière qu'il produit une faim dévorante, qui est palliée par les alimens appropriés, mais qui paraît ne céder qu'à l'usage des remèdes terreux, que je crois devenir alors des alimens, si l'on les administre à petite dose : j'ai guéri dans cette ville une personne de la faim canine, par l'usage de la magnésie calcinée, à laquelle, il est vrai, j'ajoutais un peu d'*opium* pour calmer plutôt les douleurs que la malade éprouvait un quart d'heure après avoir mangé, et qui ne cessaient que lorsqu'elle mangeait de nouveau.

Les alimens pris sous forme sèche, sont donc tempérans, soit comme nutritifs, soit comme absorbans, à moins qu'ils ne contiennent une substance corrosive. C'est pourquoi les hommes qui mangent beaucoup de pain, et des nourritures mucilagineuses épaisses, sont constipés ; c'est par la même raison que les purgatifs secs n'augmentent considérablement le mouvement péristaltique que lorsqu'ils sont très-âcres, à moins qu'on ne les dissolve ou délaie dans des véhicules convenables. Il paraît même qu'Hippocrate désignait sous le nom de sec tout ce qui resserrait le ventre : *Le vin*, dit-il (1), *est chaud et sec ; l'orge est de sa nature froid et sec ;* s'il ajoute, qu'*il a quelque chose de purgatif*

---

(1) Traité du Régime, liv. 2.

dans le suc de son écorce, c'est que ce suc est âcre et liquide.

Les alimens liquides sont en général laxatifs, à moins qu'ils ne renferment une substance volatile, qui, en s'évaporant, produit un froid local qui resserre. *Les choses humides*, dit Hippocrate, *occasionnent une réaction dans le ventre, qu'elles humectent; et deviennent laxatives.* Aussi lorsque les diarrhées sont accompagnées de faiblesse d'estomac, on préfère les toniques amers (1), comme l'absinthe, l'ipécacuanha. C'est parce que ce dernier remède a un principe volatil, qu'il est moins âcre, quoiqu'émétique, que les purgatifs drastiques, souvent même que les cathartiques, tels que la rhubarbe et l'aloès. En général ces remèdes, lorsque leur vertu ne dépend pas d'une matière volatile, ne s'administrent que sous forme sèche à titre de toniques.

____

(1) Les amers ne sont toniques que par leur huile essentielle, ou par leur arome.

Quant aux sucs vraiment nutritifs, en *général*, dit Hippocrate, *les sucs des semences, et les liqueurs préparées avec ces semences sont plus propres que leur chair à lâcher le ventre ; si vous voulez sécher, donnez la chair, et non le suc ; si vous voulez lâcher, donnez le suc, ou la chair plus humectée.* Hippocrate observe encore que *le lait de jument et d'ânesse est laxatif, tandis que celui de brebis ou de chèvre resserre ;* ce qui provient de ce que dans le lait de jument ou d'ânesse la partie nutritive est en petite quantité, et noyée dans un liquide. L'effet laxatif de la chair des jeunes animaux dépend un peu de la même cause.

Il résulte de ces observations que les liquides sont peu nutritifs, qu'ils sont purgatifs ou diurétiques, lorsqu'ils ne s'évaporent pas. Or, l'effet purgatif ou diurétique n'a lieu que par une irritation particulière. On peut donc conclure, comme nous l'avons déjà fait entrevoir, que les liquides sont en général plutôt irritans que calmans.

Les substances animales et huileuses sont échauffantes, c'est-à-dire, irritent, non-seulement comme les liquides, en augmentant, par leur qualité relâchante, la contractilité des vaisseaux capillaires, mais encore en fournissant un chyle plus combustible. Je ne parle pas des qualités vénéneuses, dont la vertu corrosive paraît dépendre d'un excès d'oxygène.

Quoiqu'on doive penser que les alimens tirés des vieux animaux sont plus échauffans que les autres, il est nécessaire d'apporter à cette opinion une modification convenable. Il est certain qu'en général les matières fibreuses doivent être prises en petite quantité, parce qu'elles sont très-compactes, et qu'elles fournissent un chyle très-échauffant, lorsque la partie solide ne se digère point. Néanmoins les estomacs dont le suc gastrique est actif, digèrent bien les matières fibreuses : aussi la viande du bœuf, du mouton et du gibier, qui est très-fibreuse, convient à un grand nombre d'estomacs ; et il en est qui se trouvent bien des viandes tirées des animaux les plus coriaces.

Les substances animales sont en général plus échauffantes que les végétales; parce que leurs sucs sont plus putrescibles. Il y a pourtant des végétaux très-putrescibles, par exemple le chou, et qui échauffent à peu près comme les viandes. La qualité vénéneuse caustique, qui dépend presque toujours d'un excès d'oxygène, n'appartient guère qu'à certains végétaux qui ne sont pas des substances nutritives, si on en excepte les champignons. Cette matière caustique est bien plus à craindre que les principes échauffans des animaux, puisqu'elle constitue un poison actif.

Ainsi les alimens que je nomme échauffans sont plus particulièrement tirés du règne animal : les huiles végétales sont sans doute des matières très-échauffantes, puisqu'elles ont le triple inconvénient d'être combustibles, de nourrir peu, et de relâcher les premières voies ; mais on s'en sert plutôt pour assaisonnement que pour nourriture. La matière albumineuse, comme le blanc d'œuf, est sans doute une des substances les plus échauffantes, puisqu'elle est très-putrescible, et qu'elle contient assez peu de partie terreuse. L'albumine est de la nature de la lymphe, la principale partie du sang, dont la fibrine ne diffère guère que par un excès de phosphate de chaux. La nourriture albumineuse convient donc aux estomacs vraiment faibles : les œufs mollets leur sont très-appropriés. Cependant il y a des estomacs délicats qui les digèrent plus facilement lorsqu'ils sont durs ; et cela vient de ce que ces estomacs sont irritables, et non pas véritablement faibles. Les individus qui ne sont délicats que parce qu'ils ont l'estomac irritable, se trouvent encore mieux d'une nourriture peu animalisée.

Il suit de là que les alimens les plus rafraîchissans sont ceux qui se digèrent bien, surtout s'ils sont du nombre des substances peu animalisées. Aussi voyons-nous que le lait écrémé est une nourriture très-tempérante; et j'ai observé que les personnes irritables qui ne pouvaient pas le digérer, lorsqu'il était très-liquide, parvenaient à s'en nourrir convenablement en l'épaississant par le moyen d'une fécule, et même en le caillant.

Les alimens échauffans doivent être très-utiles aux tempéramens pituiteux et faibles, puisqu'ils tendent tous à produire une lymphe liquide, et à activer l'irritabilité des organes. Réciproquement les alimens rafraîchissans sont convenables aux personnes sanguines et irritables; car ils diminuent la chaleur qui raréfie le sang, chaleur sans laquelle il ne peut y avoir aucune irritabilité.

Il suffirait donc d'établir deux classes d'alimens, qui les comprendraient tous. Mais je pense qu'il est plus utile de détailler les qualités physiques et chimiques des substances dont nous nourrissons nos corps, et de faire voir ensuite comment les uns sont plus utiles à certains tempéramens, et les autres aux tempéramens opposés.

« Une des substances alimentaires, » dit M. Hallé, répandues avec le » plus de profusion dans les corps re- » connus pour nutritifs, est la fécule, » ou gelée sèche, ou farine nutritive. » Sous cette forme, la matière géla- » tineuse nutritive réunit beaucoup » de substance sous un petit volume ; » et il est en même temps peu de ma- » tières que la nature ait préparées avec » plus d'attention, et ait séparées avec » plus de soin de toutes les autres. Elle » nourrit complètement ; elle ne laisse » presqu'aucune matière excrémen- » titielle dans les premières voies, » quand elle est pure ; l'expérience a

» prouvé qu'elle pouvait suffire seule
» à presque tous nos besoins ; elle ne
» communique aucune âcreté, et paraît
» s'assimiler toute entière, et céder
» facilement aux efforts de nos orga-
» nes. C'est elle qui fait la base de
» toutes les farines nourrissantes.

» La fécule paraît appartenir exclu-
» sivement aux substances végétales.
» Elle se rencontre dans toutes les
» parties des végétaux ; et de quelque
» partie qu'elle soit tirée, elle est
» partout la même, tant pour le goût
» que pour les propriétés chimiques,
» pourvu qu'elle soit bien séparée des
» parties auxquelles elle se trouve
» mélangée.

» Les végétaux les plus employés
» comme alimens, et qui doivent leurs
» propriétés nutritives à la fécule,
» sont les racines de pomme de terre,
» les graines céréales, les légumineu-
» ses, et les émulsives. Une quantité
» d'huile grasse plus ou moins grande,
» forme dans les légumineuses, et

» plus encore dans les émulsives, un
» lien qui unit les parties de la fécule,
» et qui l'empêche de se montrer à
» nu, comme dans les graines céréa-
» les. Cette observation a aussi été
» faite par M. Cullen.

» Aux végétaux précédens il faut
» joindre la racine d'igname, celle de
» manioc, dont la fécule forme la
» principale nourriture des Nègres;
» il faut y joindre le salep, le sagou.
» Il faut ajouter, qu'outre ces plantes
» dont on retire aisément la fécule
» nutritive dont nous parlons, il est
» peu de substances dont l'industrie
» chimique ne puisse retirer une fécule
» semblable; on la retire de la fécule
» verte de toutes les plantes; on la
» retire de presque toutes les racines
» nutritives; et la fécule qu'on pré-
» parait autrefois dans les pharmaco-
» pées avec les racines de bryonne et
» d'*arum*, ne diffère en rien de celle
» de la pomme de terre, et de l'ami-
» don du froment, quoiqu'elles ne

» nous servent pas d'aliment. La
» fécule nutritive, parfaitement douce
» et insipide, n'a, par elle-même,
» d'autre propriété que celle de nour-
» rir, si ce n'est que comme elle est
» de nature acescente, elle excite peu
» de chaleur dans le travail nécessaire
» à son assimilation, elle a pu être
» regardée comme rafraîchissante,
» ainsi que les alimens qui la con-
» tiennent presque pure; et comme
» elle donne peu d'excrémens, elle a
» pu être aussi regardée comme res-
» serrante, ou sèche, suivant l'expres-
» sion d'Hippocrate : c'est ainsi qu'il
» a déclaré que l'orge était froid et
» sec, et que le riz a été regardé par
» les Médecins comme resserrant le
» ventre.

» On reproche aux farineux de se
» gonfler aisément dans l'estomac et
» dans les intestins, et d'y laisser ai-
» sément dégager une grande quan-
» tité de gaz, qui forme ce qu'on ap-
» pelle des *vents*. J'ignore si la fécule

» contribue véritablement à ce dernier
» effet. Sans doute elle est fermentes-
» cible ; mais je crois et je suis fondé
» à croire que quand elle est presque
» pure , elle produit très-peu de vents.
» Elle n'en produit jamais tant que
» quand elle est mêlée d'une substance
» mucilagineuse et sucrée : cette subs-
» tance sucrée et mucilagineuse est
» même , seule et sans le concours de
» la fécule , très-sujette à produire cet
» effet. Les navets , les choux , les
» topinambours, qui tous contiennent
» un suc gélatineux plus ou moins
» sucré , sont les plus venteux de tous
» les alimens.

» Il est une autre propriété qui
» appartient plus réellement aux ali-
» mens farineux, c'est celle de gonfler.
» Il ne faut pas confondre cet effet
» avec l'autre ; cet effet vient de la
» propriété que les gelées sèches, ou
» fécules, ont toutes de s'étendre , et
» d'occuper dans la dissolution un
» volume beaucoup plus grand qu'elles

» n'avaient auparavant. Cet effet a
» aussi été bien distingué par Hip-
» pocrate. Il est si vrai, que quand,
» avant de nous servir d'alimens, les
» fécules et les farines ont acquis ce
» volume par la cuisson, elles n'ont
» plus au dedans de nous cet effet ».

Le traité des alimens par M. Hallé,
est, je crois, ce qui a été écrit de
mieux sur ce sujet. Ce que je vais dire
est en partie extrait de ce traité.

La fécule est quelquefois unie à des
substances vénéneuses ; mais il est
assez facile de l'en retirer très-pure :
celle qu'on retire du manioc, quand
on a exprimé le suc vénéneux, est
très-douce, de même que celles de la
bryonne et de l'*arum*, malgré les sucs
âcres contenus dans les racines de ces
plantes ; la fécule étant insoluble dans
les liquides ordinaires sans une addi-
tion de chaleur, s'en sépare aisément.
Certaines semences émulsives contiennent également un principe dangereux ;
mais elles sont rarement malfaisantes,
lorsqu'on

lorsqu'on en a séparé le germe. En général les alimens qui contiennent beaucoup de fécule n'ont pas une vertu dangereuse.

Le riz, l'orge et le maïs contiennent une grande quantité de fécule ; et tout le monde sait que ce sont des substances très-nutritives.

La plupart des farines renferment d'autres substances que la fécule : le riz lui-même contient une petite quantité de matière sucrée. Quoique le sucre soit nutritif, il s'en faut de beaucoup qu'il nourrisse autant que la fécule ; mais il rend les alimens savoureux, c'est-à-dire, qu'il agit sur les glandes salivaires. Ainsi le sucre est un peu irritant. Il paraît devoir cette qualité à une substance saline, plutôt alcaline qu'acide. Aussi est-il plus échauffant que rafraîchissant, comme l'a remarqué Hippocrate, qui dit : *Les choses douces, les âcres, les salées, échauffent généralement.* S'il met *les charnues* au nombre de ces substances échauffantes, c'est qu'elles surchargent les premières voies lorsqu'on en avale une grande quantité, et qu'ainsi elles font refluer le sang vers les autres organes; d'ailleurs ne pouvant pas alors être aisément dissoutes par les sucs digestifs, elles fermentent, et occasionnent, comme dit Hippocrate, *une réaction dans le ventre.*

Le blé sarrasin, l'avoine, les haricots, les gesses, les vesces, les lentilles, et surtout les pois, contiennent une partie sucrée, qui paraît plus abondante lorsque ces substances ne sont pas dans leur maturité parfaite. La châtaigne, la patate d'Amérique sont encore plus sucrées. Toutes ces substances sont très-nutritives; plus elles sont sucrées, plus elles sont fermentescibles, et par conséquent venteuses. Néanmoins les légumes frais, c'est-à-dire, qui ne sont pas tout-à-fait mûrs, et les purées, qui contiennent toute la partie sucrée, donnent moins lieu à des vents et à des indigestions que ces mêmes légumes secs et avalés entiers, même après une longue décoction ; ce qui prouve que les vents ne viennent que du défaut de digestion : Hippocrate dit que *les gesses, les haricots et les pois, sont moins venteux que les fèves.*

Les substances sucrées, qu'on regarde comme adoucissantes, le sont moins que le mucilage pur, ou fécule, puisqu'on entend par adoucissant un correctif de l'âcreté. Le sucre et le miel ne sont donc pas plus adoucissans que les mucilagineux, si ce n'est lorsque l'estomac ne peut pas digérer les mucilages, ou lorsqu'il faut favoriser les déjections alvines, parce que le sucre est laxatif, surtout lorsqu'il est dissous dans des sucs aqueux.

Hippocrate dit que *les lentilles échauffent, qu'elles portent du trouble dans les entrailles, et qu'on ne peut les regarder, ni comme astringentes, ni comme laxatives.* Ce qui distingue particulièrement la lentille des autres légumes, c'est la substance extractive colorante, qui doit un peu échauffer. C'est sans doute ce qui fait que ce légume est moins venteux et plus facile à digérer, du moins pour les estomacs véritablement faibles. Les autres légumes colorés, comme le haricot rouge, ont à peu près la même vertu.

Il paraît que la matière colorante de la pistache lui donne une qualité échauffante, que n'ont pas la plupart des semences émulsives. Mais les semences émulsives vraiment âcres et dangereuses, sont celles qui contiennent une substance aromatique, amère et corrosive, qui a tant de rapport avec le principe vénéneux des feuilles du laurier cerise. On voit survenir des accidens graves lorsqu'on laisse quelque temps plusieurs de ces feuilles avec des alimens qu'on veut aromatiser; et M. Duhamel a fait tomber en convulsion des animaux très-forts en leur donnant une cuillerée d'eau distillée des feuilles de ce laurier, ou du laurier amande. Les amandes amères contiennent également un principe vénéneux, non - seulement pour la gent gallinacée, comme tout le monde sait, mais encore pour l'homme ; et lorsqu'on aromatise l'orgeat, ou autre substance, avec ces amandes, il faut être très-circonspect. Les amandes douces elles-mêmes paraissent contenir la même matière, mais en si petite quantité, qu'elle ne peut guère être nuisible.

La qualité émulsive résulte de la combinaison de l'huile avec la fécule. Cette combinaison est assez faible pour laisser séparer l'huile par la seule expression. L'huile donne aux semences émulsives une qualité échauffante, c'est-à-dire, diminue leur vertu tempérante. C'est dans ce sens qu'il faut entendre ce que dit Hippocrate : *Les amandes échauffent à raison de leur huile ; le fromage est échauffant par sa partie butireuse.* Cela serait

E 3

autrement un peu contradictoire avec la vertu froide, qu'on attribue avec raison aux semences émulsives, et avec la qualité tempérante, que je crois être celle du fromage frais. Cela prouve seulement qu'il y a des substances plus tempérantes que les alimens en question. Aussi je préfère la dissolution de gomme arabique, ou la décoction de graine de lin, dans l'inflammation de l'estomac ou des intestins, aux émulsions ordinaires, même faites avec les semences froides, de même que les fécules au lait pur. Lorsque les semences émulsives sont rances, elles deviennent *caustiques*, comme dit Hippocrate; c'est-à-dire, qu'elles échauffent comme les poisons les plus corrosifs, en déterminant une combustion par l'excès d'oxygène que l'huile rance contient. Les noix sont les semences émulsives qui renferment le plus d'huile, et qui par conséquent sont naturellement les moins tempérantes. L'amande du cacao contient une grande quantité d'huile con-crète, qui rend le véritable chocolat un peu échauffant, même lorsqu'on n'y a ajouté autre chose que du sucre; la vanille et la canelle augmentent nécessairement la qualité échauffante.

La graine de lin, quoiqu'étant une semence émulsive, contient un mucilage visqueux, qui est assez adoucissant. La fève de marais, la graine de seigle et la pomme de terre, renferment également un pareil mucilage. Le mucilage visqueux ne diffère guère de la fécule, qu'en ce qu'il est plus dissoluble dans l'eau, et qu'il se rapproche de la matière glutineuse dont il va être question. Aussi ce mucilage fermente beaucoup mieux que celui des légumineuses et de beaucoup de graines céréales : la farine de seigle se pétrit bien, et forme une pâte liée. Le pain de seigle attire un peu l'humidité, sans doute à cause de sa partie extractive ; et la fraîcheur qui en résulte, rend quelquefois ce pain très-agréable. La pomme de terre contient encore une plus grande partie de mucilage visqueux, puisque pour en faire du pain, il faut y ajouter de la fécule. Le mucilage visqueux, facilitant la fermentation, a un commencement d'analogie avec le mucilage animal.

Le *gluten* se rapproche bien davantage des matières animales. C'est pourquoi le froment, qui contient particulièrement cette substance, est après les chairs tendres des animaux, l'aliment le plus convenable aux estomacs qui ne sont pas irritables. C'est avec le froment qu'on fait le beau pain, qui, quoique réputé meilleur, nourrit moins que le pain de seigle; et le pain de froment mal pétri, est le plus nutritif pour ceux qui le digèrent. Le *gluten*, ou la partie végéto-animale, perd son caractère dans la formation du pain, sans doute parce que l'acescence de la fécule s'oppose à la putréfaction de la partie glutineuse.

La fécule n'est plus aisée à digérer après la fermentation, que lorsqu'une substance un peu glutineuse a fermenté avec elle, ce qui suppose que cette dernière substance a subi une fermentation contraire à l'acescente ; comme cela paraît évident pour le *gluten*, qui se pourrit aisément, et comme on peut le dire du mucilage visqueux.

Ne pouvons-nous pas appliquer ce phénomène à ce qui se passe dans notre estomac, lorsque nous corrigeons la putridité des premières voies par des acides, et l'acescence des sucs muqueux que l'estomac renferme, par des alimens putrescibles ? C'est ainsi que j'oppose avec avantage des substances muqueuses, susceptibles de s'acidifier, à l'alcalescence des matières bilieuses, ou putréfiées, et réciproquement une nourriture très-animalisée aux levains acescens. Il est vrai néanmoins de dire que la putréfaction est non-seulement empéchée par les matières acides, mais encore par les alcalines, comme Pringle l'a démontré, et comme cela est confirmé par la vertu antiseptique du suc gastrique alcalin des animaux qui se nourrissent de viandes corrompues. On pourrait conclure de là que, quoique les substances putrescibles soient alcalescentes, les alcalis ne disposent point nos corps à la putréfaction, mais tendent seulement à augmenter leur chaleur naturelle ; chaleur ordinairement assez forte pour faire évaporer l'eau nécessaire à toute fermentation.

Les fécules seules, n'étant pas susceptibles de faire du pain, se font bouillir dans l'eau ou dans le lait, jusqu'à ce qu'elles aient pris un volume très-grand, et qu'il en résulte une pâte liquide homogène, susceptible de se prendre en gelée. Il en est de même des grains qu'on fait cuire pour en faire une pâte : il faut qu'ils s'unissent et se lient, pour donner à la liqueur une consistance onctueuse.

Les farines et les grains qu'on fait torréfier, soit au four, soit en les grillant, s'altèrent et deviennent moins nutritifs. Mais il paraît que l'action du feu supplée au défaut de fermentation, puisque le froment ainsi préparé prend plus de volume, et que le *gluten* se combine intimement avec la fécule. Cette méthode peut donc être bonne pour les bouillies de farine de froment. Le lait bouilli s'aigrit moins facilement, parce que l'ébullition favorise sans doute la combinaison du beurre et du fromage.

Les semences légumineuses se dissolvent difficilement dans l'eau, ce que je crois provenir d'une matière terreuse, et non grasse : car l'huile se dissout assez bien dans ce liquide par l'intermède de la fécule, comme on le voit dans les émulsions. Les eaux séléniteuses s'opposent encore à la dissolution des légumes, à moins qu'on n'y ajoute un alcali fixe. C'est par la même cause que les émulsives qui sont très-compactes, se dissolvent avec peine dans l'eau ; à plus forte raison les graines coriaces, comme le café, sont-elles très-peu dissolubles. Aussi le café ne s'emploie pas comme nourriture ; et la préparation qu'on lui fait subir, détruit presqu'entièrement le peu de substance nutritive qu'il contient.

De toutes les plantes mucilagineuses, les malvacées, surtout la guimauve, sont celles qui contiennent le mucilage le plus visqueux. L'*hibiscus esculentus*, dont on mange le fruit dans l'Inde, est de la famille des mauves. Mais en général les malvacées ne s'emploient pas comme alimens. Les plantes mucilagineuses dont nous nous servons pour cet objet, après les semences nutritives et les plantes chargées de fécule, sont les suivantes.

Parmi les racines sont les scorsonères, les salsifis. Ces racines sont plus

nutritives que les herbes ; ce sont des
alimens peu visqueux et de facile digestion.

Les plantes herbacées qu'on sert sur
les tables , sont principalement la
bette, la blette, l'épinard, la laitue
et l'endive. Ces herbes sont un peu
tempérantes, surtout la laitue, qui
a un principe somnifère ; mais ce
sont des alimens peu nutritifs. L'oseille
l'est encore moins ; mais elle est rafraîchissante à cause de son acide, qui
tempère l'alcalescence animale.

Parmi les tiges , il n'y a guère que
celle d'asperge ; elle est diurétique,
et un peu échauffante, par conséquent
peu nutritive.

Les fruits mucilagineux sont visqueux et sucrés, comme la figue , la
datte ; ils nourrissent lorsqu'on les
digère ; il y a des estomacs délicats qui
s'en accommodent assez bien : cependant, comme ils fermentent facilement, ils ne paraissent pas convenir
aux estomacs essentiellement mauvais,

du moins pris en grande quantité.

La carotte est plus facile à digérer que ces fruits, parce que son mucilage sucré est moins visqueux et plus aromatique ; mais aussi elle nourrit moins.

Le panais est une racine bien plus nourrissante, quoique de la même famille, parce qu'elle contient une substance de la nature des fécules.

L'artichaut (c'est le calice de la fleur de cette plante qu'on mange) est peu mucilagineux, peu sucré, et paraît assez échauffant.

La betterave est extrêmement sucrée, aqueuse, et peu nourrissante.

Les navets, les choux, et les autres crucifères, sont peu nourrissans ; leur suc se rapproche de la partie des chairs des animaux qu'on connaît sous le nom de matière extractive. Les navets sont plus mucilagineux que les autres plantes de la même famille ; ils sont par là plus nourrissans. On trouve parmi les végétaux de cet ordre des plantes très-âcres, même parmi celles qu'on mange, comme le radis, qui est une espèce de raifort; les raves, qui sont des racines d'une espèce de chou, sont plus douces que les radis. Il paraît que le mélange du sel, et surtout du vinaigre, modère le principe âcre volatil de ces substances, comme on s'en aperçoit en mangeant la salade de cresson; ce qui dépend sans doute de la fixité de ce principe, que les nouvelles combinaisons déterminent.

La matière volatile dont je viens de parler, diffère un peu de celle des alliacées. Le bulbe de ces dernières plantes contient cette substance âcre qu'on trouve dans l'ail, le poireau, la ciboule, l'échalotte, etc.

Ce principe volatil est plus âcre dans les alliacées, plus apéritif dans les crucifères.

Le céleri est une plante ombellifère, qui a une saveur et une odeur aromatiques; elle nourrit très-peu, et est très-échauffante. Ce principe aromatique, de même que celui du cerfeuil, du persil, du thym et de l'estragon, est moins âcre que celui des alliacées, et a plus de rapport avec celui des crucifères, quoiqu'il soit moins fondant.

Je n'ai rien dit des gommes, qui seraient de très-bons alimens; mais on ne se sert de ces substances que pour des médicamens. Elles sont des mucilages assez purs, quoiqu'elles se dissolvent sans se gonfler, si l'on excepte la gomme adragant, qui se rapproche des fécules.

Presque tous les fruits sucrés commencent par être acerbes, et ensuite acides; ainsi deux ordres d'acides végétaux se succèdent avant que le sucre se forme; car le goût acerbe est dû, d'après les Chimistes, à l'acide gallique. Les semences farineuses, avant de prendre leur caractère propre, ont la plupart le goût sucré. Ainsi l'acide végétal se change en sucre, et le sucre en fécule.

L'acerbité dépend d'un principe assez fugace, puisque la décoction suffit pour la détruire : c'est ainsi qu'on prépare les coings. Les nèfles perdent leur acerbité par l'effet de la maturation. Les fruits acerbes sont astringens : le coing, même confit, conserve cette propriété, quoiqu'il ne soit plus acerbe ; ce qui annonce que cette qualité astringente dépend de ce que le fruit est compacte, autant que de la vertu de l'acide gallique. Les nèfles mûres ne sont pas astringentes ; aussi sont-elles très-peu compactes.

Il y a certaines poires acerbes, qu'on ne mange que cuites ; elles sont moins astringentes que le coing, parce que leur tissu est moins serré. Les fruits qui perdent leur acerbité par la maturation, le perdent aussi par la décoction ; mais ils ont alors très-peu de suc. Le verjus est plus acide que les autres fruits acerbes ; c'est pourquoi il joint à la qualité astringente une vertu rafraîchissante, que n'ont pas les fruits qui perdent leur acerbité par la décoction, parce que l'acide acerbe est moins fugace dans le verjus.

Les fruits aqueux sont ceux dont on fait le plus d'usage. Tels sont les cerises, les pèches, les citrons, les oranges, les groseilles, les mûres, les cucurbitacées, les prunes, les abricots, les pommes, les poires, les raisins : ces fruits sont plus agréables que nourrissans. Toutes les cucurbitacées ont un principe odorant très-caractéristique, qui est rebutant, et même purgatif avant la maturité de ces fruits. Ce principe se trouve notamment dans le melon, qui le conserve même lorsqu'il est mûr. Il est vrai qu'il se change alors en parfum agréable. Ce parfum est néanmoins encore nauséabonde pour plusieurs personnes. C'est ce principe odorant, assez souvent nuisible, qui a fait regarder les melons comme fiévreux.

La tomate peut être regardée comme un fruit acide et peu nourrissant. La melongène, qui a très-peu de goût, est assez nourrissante.

Les fruits acides, comme le citron, la groseille, fermentent moins dans l'estomac que les autres ; mais aussi ils nourrissent peu, et sont caustiques lorsqu'ils ne sont pas sucrés ou délayés.

Les champignons et les truffes ont peut-être plus d'analogie avec les matières animales qu'avec les végétales, du moins par leurs propriétés, puisque leur substance ressemble à la matière fibreuse des animaux. Ces alimens ont en outre un principe aromatique qui, dans plusieurs espèces de cet ordre, est délétère. Ce principe est d'autant plus dangereux, qu'il est d'abord stupéfiant, et que l'effet corrosif qu'il produit a déjà fait des progrès lorsqu'on s'en aperçoit. Quoique la substance de ces alimens soit compacte, ils se digèrent assez facilement, surtout les truffes, pourvu qu'on en use sobrement, parce que leur partie terreuse

est combinée avec des matières qui
activent l'action du suc gastrique , et,
tout au moins sa sécrétion.

Le lait est une substance intermédiaire entre les produits des végétaux
et ceux des animaux. La partie caséeuse , ou le fromage , peut se coaguler par les acides et l'esprit de vin ,
comme l'*albumen* , mais peu par la
chaleur , sans doute parce qu'elle se
rapproche des mucilages végétaux. Elle
ne paraît guère différer de ces derniers que par un excès de substance
combustible , ce qui favorise son acescence. Le beurre , quoique inflammable , contient sans doute beaucoup
moins de cette matière combustible ,
que j'ai dit être la base de toute fermentation : le beurre se rancit aisément , et cette rancidité n'est qu'une
combustion , comme l'acidité ; mais
l'acescence , quoiqu'étant une combustion très-lente , paraît dépendre
d'une grande quantité de matière combustible combinée avec une substance
non inflammable.

Tout cela me fait croire que les corps qui s'enflamment ne diffèrent de ceux qui sont fermentescibles, que parce que l'oxygène s'unit rapidement aux premiers, tandis que les autres le reçoivent peu à peu ; ce qui paraît confirmé par la nécessité de l'air pour les premiers, et de l'humidité pour les autres. Les uns peuvent donc être regardés comme composés d'une matière assez combustible, et les autres comme imprégnés d'une substance encore plus combustible, mais en même temps saturés d'un principe terreux, qui empêche la combinaison rapide de l'oxygène.

La matière sucrée du lait a beaucoup d'analogie avec le sucre végétal; elle est, comme ce dernier, susceptible de la fermentation spiritueuse. Cette fermentation est intermédiaire entre la fermentation acide, et celle qui est putride, puisque dans toutes les trois il y a dégagement d'un gaz acide ; que dans la spiritueuse ce gaz est suivi d'un principe évaporable qui contient une grande quantité d'hydrogène ; et qu'enfin dans la fermentation putride, le gaz hydrogène se trouve réuni à des substances fugaces.

Ainsi, je pense que le sucre, soit animal, soit végétal, est une espèce de savon, résultant de la combinaison d'une huile concrète et d'un alcali. Mon opinion est assez conforme à celle de Lavoisier, qui croyait que la base oxalique était une huile oxidée. On retire d'ailleurs du sucre un peu de potasse. Le sucre est un assez bon aliment, mais qui échaufferait beaucoup s'il n'était combiné avec des substances mucilagineuses ou acides. Dans le lait, il n'influe guère sur sa vertu, excepté peut-être dans le lait de femme, d'ânesse et de jument.

Le beurre, qui est une huile animale qu'on trouve dans le lait, se retire en assez grande quantité du lait de brebis, et rendrait ce lait échauffant, s'il n'était en même temps chargé de fromage. Le lait d'ânesse et principalement celui de jument, n'ont presque point de beurré ; et c'est une des raisons qui rendent ces deux espèces de lait tempérantes. Cependant, comme j'ai démontré que la matière nutritive constituait le seul aliment véritablement tempérant, je puis dire qu'on doit préférer pour cet objet le lait de chèvre ou de vache. Plusieurs personnes regardent le lait de chèvre comme échauffant ; il renferme pourtant très-peu de beurre, et beaucoup de matière caséeuse. Aussi a-t-il souvent réussi à arrêter la diarrhée de plusieurs pulmoniques, que le lait d'ânesse aggravait. Il est néanmoins possible que le lait de chèvre échauffe un peu lorsque ces animaux ont mangé des plantes âcres, ce qui leur arrive quelquefois.

Le lait de femme est comme le lait d'ânesse et de jument : étant peu nutritif, il n'est tempérant que par sa vertu fondante et laxative ; le premier est plus échauffant que les deux autres à cause du beurre, qui s'y trouve en aussi grande quantité que dans le lait de vache. Ce lait ne convient guère qu'aux enfans nouveau-nés.

Le lait est réellement un aliment nutritif et tempérant ; il jouit surtout de cette dernière qualité lorsqu'il est caillé , parce que le principe coagulant détruit la qualité échauffante du beurre. Le lait écrémé est encore plus tempérant , notamment lorsqu'il est épaissi par une fécule. Les crèmes avec la *farine* de pomme de terre, et le fromage doux et acidule , sont donc des nourritures rafraîchissantes. Les fromages salés sont , au contraire , échauffans ; lorsqu'ils sont vieux, ils sont excessivement âcres , et ont alors perdu en grande partie leur faculté nutritive.

La gélatine est une substance animale qui a beaucoup de rapport avec les fécules végétales. Mais son caractère putrescible annonce une matière combustible

combustible qui s'unit facilement à l'oxygène, sans lequel il ne saurait y avoir aucune espèce de fermentation. C'est cette matière qui est sans doute réunie au mucilage pour former la gélatine, à la gélatine pour constituer la lymphe, etc. Cette matière doit être aussi la même qui rend l'huile miscible à la fécule pour former une émulsion.

Quoi qu'il en puisse être, les alimens qui contiennent beaucoup de cette dernière substance sont moins nutritifs. Si je crois devoir, dans certains cas, faire une exception en faveur de la matière fibreuse, c'est qu'elle peut absolument pénétrer toute formée dans notre sang dont elle est la partie solide. Cette nourriture fibreuse est essentiellement échauffante, puisque la nutrition la plus tempérante provient du mucilage pur, si on ne peut l'attribuer à une substance simplement terreuse.

L'effet du régime animal, qui produit ou aggrave le scorbut chaud, est encore une preuve de la facilité avec laquelle les substances animales tendent à la dissolution dans nos corps. Parmi les alimens du règne animal, les plus échauffans sont ceux qui contiennent une partie extractive : l'extractif animal renferme beaucoup de cette matière combustible, dont j'ai parlé, puisqu'il dispose les bouillons, et même les gelées, à la putréfaction, puisque surtout il diminue leur vertu nutritive. Les gelées animales donnent une nutrition moins forte que les végétales, et les bouillons les plus restaurans nourrissent très -peu ; mais aussi ils échauffent beaucoup. Tout cela fait voir les inconvéniens des bouillons dans les fièvres ardentes ou spasmodiques.

Cette matière extractive échauffante est la principale cause de l'effet laxatif des viandes peu faites. Les estomacs des jeunes animaux n'étant pas bien organisés, ne digèrent que les alimens les moins nutritifs ; leur sang est raréfié, et fournit une nutrition peu solide. Dès-lors leurs fibres, naturellement visqueuses, sont imprégnées de la partie âcre du sang, qui doit avoir beaucoup de rapport avec l'extractif animal. Dans les vieux animaux, au contraire, cette partie extractive, quoique plus abondante, est absorbée par une matière terreuse, qui est astringente. Les bouillons de tortue et de grenouille doivent sans doute leur vertu apéritive et fondante à la partie extractive que contient le mucilage visqueux. C'est pourquoi les bouillons de mou de veau et de limaçon sont moins tempérans que le lait et les fécules.

Ainsi les chairs des jeunes animaux, qui sont en général laxatives, sont propres à donner des indigestions, surtout celles du cochon de lait. *Les viandes d'agneau et de chevreau ne sont donc légères*, comme dit Hippocrate, que relativement à ce qu'elles doivent être dans la suite. Celle de veau est la plus facile à digérer. On peut dire que les animaux qui tendent à devenir coriaces, sont ceux qui doivent être mangés jeunes ; et encore vaut-il mieux prévenir la densité de leurs fibres par la castration : le mouton et le bœuf, lorsqu'ils ne sont pas très-vieux, sont bien moins indigestes que le veau et l'agneau trop jeunes, en supposant un estomac assez irritable, tel qu'il est censé l'être naturellement. Les oiseaux, passé les premiers jours de leur naissance, ne présentent plus de mucilage visqueux. Les poissons ne recèlent de substance visqueuse que dans le tissu de leur peau, et sont aisés à digérer.

En général les fibres des animaux plus petits sont plus aisées à digérer que celles des autres, soit parce que ces fibres ont été plutôt organisées, soit parce qu'elles n'ont pas pu devenir coriaces. Ainsi les jeunes volailles, les petits gibiers, sont les alimens qu'

conviennent le plus aux estomacs faibles, de même que les poissons de
mer saxatiles, comme la limande, le
merlan, les soles, et plusieurs poissons de rivière, tels que la perche,
la carpe, notamment lorsqu'elle n'est
pas trop grasse. Il est néanmoins des
circonstances où les estomacs faibles
se trouvent mieux des parties fibreuses des vieux animaux terrestres et
mammifères, comme, par exemple,
chez les hydropiques.

Les chairs des animaux adultes en-
graissés sont moins aisées à digérer,
quand même ces animaux seraient
d'un assez petit volume, comme les
chapons, les poulardes. Cependant
ces alimens sont assez sains, surtout
les parties de ces animaux qui tiennent à l'aile, et s'étendent sur la
poitrine. Les plus indigestes avoisi-
nent le croupion. Les poissons huileux et gras fournissent une nourriture analogue. De ce nombre sont
l'anguille, les carpes grasses, et l'a-

lose. Ces poissons sont aussi reconnus comme indigestes, mais moins que le hareng, le saumon. Les tortues qui sont grasses et visqueuses, sont encore des alimens plus indigestes.

Les vieux animaux ont les fibres denses. C'est ce qui fait que les vieilles poules, les vieilles perdrix, et surtout les vieux coqs, sont de difficile digestion. Il en est à peu près de même des animaux coureurs, surtout s'ils sont volumineux. Aussi les lapins et les lièvres sont plus tendres que les sangliers. Les poissons qui ont la chair dure, comme le maquereau, la morue, la raie, le thon, peuvent être mis au nombre des animaux coureurs, du moins pour la qualité de la nourriture qu'ils fournissent. La chair de porc est peut être la plus dense et la plus coriace de toutes, quoique ce soit un animal domestique qu'on engraisse, parce que ses fibres sont tellement destinées à devenir dures, qu'elles passent rapidement de la viscosité à la ténacité.

J'ai déjà dit que la partie extractive des végétaux était la même que celle qui leur donne la couleur. Il paraît également que la partie colorante des substances animales ne diffère pas sensiblement de l'extractive. Aussi l'extrait des chairs colorées n'acquiert jamais cette solidité qu'offre celui des chairs blanches, parce que les chairs colorées contiennent une plus grande partie de cette matière combustible et dissolvante, qui est connue sous le nom d'extractive savonneuse.

La partie extractive colorante aide à la digestion des matières fibreuses. C'est pourquoi le bœuf nourrit souvent beaucoup plus que le veau, particulièrement les personnes robustes, c'est-à-dire, dont la santé est la moins altérée, et dont l'estomac fournit un suc gastrique assez abondant. Par la même raison les perdrix, les pigeons, les faisans, le canard et l'oie, dont les chairs sont assez colorées, le daim, le sanglier, le chevreuil, le lièvre, la caille, la bécasse, la bécassine, l'alouette, la macreuse, dont les chairs sont encore plus colorées, fournissent des alimens de plus facile digestion que ceux de la même classe qui n'ont pas cette matière extractive.

Quant aux animaux colorés qui sont fort gras, tels que les grives, les cailles, les becfigues et les ortolans, quoiqu'ayant les fibres peu denses, ils nourrissent assez lorsqu'on les digère ; mais s'ils séjournent dans l'estomac, leur graisse se rancit, ce qui donne des rapports brûlans. En général les corps gras et huileux ne fournissent pas une nourriture saine, ce qui paraît dépendre de ce que leur substance est peu terreuse, et se borne presque à une matière échauffante et peu nutritive. C'est parce que l'huile est échauffante que les remèdes huileux sont beaucoup moins utiles que les mucilages dans les maladies inflammatoires de l'estomac.

De même que la substance extractive sert à la dissolution de la partie terreuse des alimens , de même le suc gastrique , qui a beaucoup de rapport avec cette matière extractive , peut dissoudre les corps les plus denses. Ainsi je n'hésiterais pas à conseiller l'usage du maigre de cochon frais aux personnes qui digèrent facilement , si les fécules végétales ne leur étaient pas préférables : *La viande de cochon,* dit Hippocrate , *donne de la force au corps.*

Les hommes civilisés ne mangent presque jamais la chair crue : ils emploient diverses préparations pour les faire cuire. On peut dire en général que le rôti est la véritable manière d'apprêter les viandes. Lorsqu'elles sont bouillies , elles se trouvent privées de leurs parties gélatineuse , albumineuse et extractive. Il ne reste donc que la fibre et la graisse la plus fixe. Cette dernière préparation serait la manière la plus convenable d'appréter les viandes assez grasses, parce que les substances huileuses facilitent jusqu'à un certain point la dissolution des matières fibreuses. Mais comme avant de manger le bouilli, on avale ordinairement le suc qui en a été retiré, le bouilli ne diffère guère alors du rôti. On peut dire seulement que le maigre des animaux bouilli est peu échauffant et assez nutritif, lorsque le suc gastrique le dissout.

Quant aux autres préparations des viandes, sauf les gelées, on doit les regarder toutes comme échauffantes, puisque toutes excitent l'appétit, à moins qu'elles ne soient préparées dans li ntention de rassasier. Ainsi, leurs qualités dépendent principalement des substances qu'on mêle avec elles.

Les chairs qu'on a salées pour les conserver sont toutes âcres, et par conséquent échauffantes. C'est pourquoi elles contribuent à donner le scorbut chaud, qui provient de la raréfaction des humeurs, et ne diffère

des fièvres sanguines, que parce que
les individus qui sont atteints du
scorbut ont un tempérament faible,
qui n'est guère susceptible que des
maladies chroniques. Je dis que les
substances âcres peuvent produire le
scorbut chaud : aussi les crucifères,
tels que le cresson, le cochléaria,
sont nuisibles au scorbut de mer,
tandis que les acides végétaux et le
lait sont contraires au scorbut froid,
qui dépend d'une espèce de putréfaction d'un sang qui circule avec peine,
et par conséquent d'une faiblesse ra-
dicale, entretenue presque toujours
par un chyle épaissi.

Le sang des animaux est une substance alimentaire assez nutritive, puisque, comme dit Bordeu, *le sang est
une chair coulante* : en effet, il contient toutes les matières animales,
c'est-à-dire, la partie fibreuse, l'albumine, la gélatine, et la matière extractive colorante.

L'albumine, ou la lymphe du sang,

est cette substance qui se coagule par la chaleur, que j'ai dit avoir de l'analogie avec le blanc d'œuf. L'albumine diffère de la matière fibreuse en ce qu'elle est fluide, et qu'il faut une grande chaleur pour la coaguler, en ce qu'elle est moins putrescible, et en ce qu'il y a moins de phosphate de chaux. Je crois que la coagulation par la chaleur, provient d'une espèce de combustion, et que l'oxygène qui se combine empêche la dissolution dans l'eau.

J'ai remarqué que l'albumine était plus échauffante lorsqu'elle n'était pas coagulée ; et je pense que l'oxygène diminue l'âcreté de la lymphe, comme les acides châtrent l'action des alcalis. Si l'oxygène combiné avec les huiles ne produit pas le même effet, c'est précisément parce que l'oxygène a beaucoup plus d'affinité avec la partie extractive de nos humeurs qu'avec les huiles.

Le blanc d'œuf demi-coagulé, lorsqu'on a fait cuire les œufs dans leur coque sans les durcir, est facile à se dissoudre, parce que la cuisson a détruit les membranes qui renfermaient la lymphe albumineuse, et que la coagulation n'est pas parvenue au point d'empècher la solubilité de cette lymphe dans l'eau. C'est dans cet état que les Médecins conseillent ordinairement les œufs aux malades, parce qu'alors ils sont plus faciles à digérer, et moins échauffans que si on les avalait crus.

Les œufs durs sont plus tenaces, et se dissolvent plus difficilement dans nos humeurs; mais ils échauffent encore moins, si le suc gastrique les digère. Le jaune d'œuf ne diffère du blanc que parce qu'il contient une substance huileuse, qui forme une émulsion avec l'*albumen*. Le blanc d'œuf mèlé avec le jaune se durcit beaucoup moins, comme on l'observe dans l'omelette, parce que les huiles combinées avec les matières albumineuses, empêchent leur coagulation; ce qui nous annonce encore que le principe huileux a quelque rapport avec la matière extractive.

Les œufs de poisson sont assez analogues à ceux des oiseaux, surtout au jaune de ces derniers; ils ont néanmoins une propriété purgative, qui est irritante; ce qui, joint à leur peu de concrescibilité, prouve qu'ils fournissent une nourriture moins substantielle.

Les polypes, les mollusques et les coquillages, sont très-concrescibles par la chaleur, et doivent ainsi renfermer beaucoup de substance albumineuse; ce qui les rend beaucoup plus indissolubles quand ils sont cuits, que lorsqu'ils sont crus. Aussi les huitres cuites sont beaucoup plus indigestes que les crues; d'autant que l'eau de la mer active la digestion. Les écrevisses de rivière sont plus échauffantes que tous les animaux de cette classe.

Nous avons remarqué de l'analogie entre la partie extractive et la partie colorante des alimens. Néanmoins la matière colorante se dépose des sucs exprimés des végétaux , tandis que la substance purement extractive y reste. Il est vrai que cette dernière partie est encore plus ou moins colorée; ce qui me fait croire que la matière extractive se colore en absorbant de l'oxygène ; et les Chimistes ont trouvé que la partie colorante était résineuse.

La substance extractive est amère , et souvent âcre. Les farineux et les fruits ne présentent point cette substance à nu : dans l'épinard elle est mêlée à un mucilage doux qui en masque la saveur ; l'acide de l'oseille agit de même sur l'extractif abondant ; l'aromate du cerfeuil et le principe volatil du cresson , dominent sur cette matière ; elle se manifeste évidemment dans les pissenlits , les mâches et la chicorée sauvage. Il ne faut pas chercher cette substance pure dans les quadrupèdes jeunes, ni dans les volailles blanches, encore moins dans les poissons et dans les coquillages; mais cette matière se développe à mesure que les quadrupèdes deviennent adultes. Chez ces animaux la proportion de la partie extractive à la gélatineuse est plus forte, et leur goût devient plus âcre. Le cœur et surtout le foie contiennent beaucoup de cette substance échauffante.

L'oxide de fer peut colorer le sang: le fer passe dans les secondes voies, comme M. Lorry l'a prouvé, en précipitant par l'acide gallique le fer contenu dans les urines d'un malade qui prenait des eaux ferrugineuses. Mais ne peut-on pas dire que les métaux qui restent dans le sang s'y trouvent presque dénaturés? Pour moi je crois que la chimie nous prouvera quelque jour, que la plupart des métaux sont des matières décomposables. Quant au fer, la grande quantité qu'on en retire des substances végétales , semble annoncer que ce n'est pas un être simple , et qu'il se forme par la végétation , comme l'a pensé M. Chaptal.

Les huiles sont peu nutritives : les huiles volatiles le sont peut-être moins que la matière extractive ; les huiles grasses sont les plus nourrissantes. Le beurre est une substance huileuse qui nourrit assez , quoiqu'il se rancisse beaucoup plus vîte. Ce dernier effet annonce qu'il contient une plus grande quantité de matière combustible. Mais le beurre est plus solide que la plupart des huiles , et se rapproche des graisses , qui se rancissent moins vîte , mais qui sont plus compactes et plus nutritives.

Le cerveau et le foie renferment une espèce de blanc de baleine , combiné dans le cerveau avec un alcali fixe , et dans le foie avec un extractif très-âcre , mêlé dans l'un et dans l'autre avec de l'albumine. Ces substances doivent donc être échauffantes , sur-

tout le foie, et par suite peu nutritives ; quoique ce dernier viscère dans
les animaux à chair colorée soit sec
et dur : alors il peut nourrir ceux qui
le digèrent facilement.

Avant de terminer l'énumération
des nourritures solides, je dois dire
que les fibres que j'ai regardées comme
alimens, sont les fibres musculaires.
Les fibres des tendons et des cartilages
se résolvent presqu'en entier en gélatine : c'est pourquoi je n'ai pas considéré
ces organes comme des alimens fibreux.
Il faut pourtant remarquer qu'ils sont
de difficile digestion lorsqu'ils ne sont
pas assez cuits.

Je regarde les boissons comme des
alimens, lorsqu'elles ne sont pas des
remèdes ou des poisons. Ces derniers
ne diffèrent des vrais médicamens que
par leur effet nuisible, tandis que les
remèdes sont censés utiles. Aussi ce
qui est poison pour certaines personnes, est remède pour d'autres, et réciproquement. D'ailleurs toutes les

boissons, excepté l'eau, sont narcotiques ou corrosives, et quelquefois réunissent ces deux vertus vénéneuses.

L'eau est un aliment, puisqu'elle prolonge l'existence de ceux qui n'en prennent pas d'autre, qu'elle calme les douleurs, et qu'elle sert à la nutrition. Les végétaux ne paraissent se nourrir que des principes que contient l'eau. Il y a même des animaux qui vivent très-long-temps au milieu de l'eau sans autre nourriture, tels que les sangsues, et les poissons dorés de la Chine qu'on conserve en Europe par curiosité dans des bocaux de verre.

L'eau ne peut pas suffire à la nourriture de la plupart des animaux; elle empêche même la nutrition, lorsqu'on prend une trop grande quantité de ce liquide. J'ai fait entrevoir que l'eau ne servait guère pour l'homme comme aliment, que parce qu'elle dissolvait ou délayait des substances solides : en effet nous ne nous servons guère de l'eau que pour cet objet, à moins que nous ne voulions apaiser la soif; auquel cas elle agit comme remède : car la soif n'a lieu que lorsqu'on a pris une trop grande quantité d'alimens, ou que ces alimens sont âcres, ou que le sang est très-échauffé ; et cette sensation n'existerait presque jamais si on prenait des alimens fades, et en très-petite quantité à la fois. C'est pourquoi on voit que les personnes les plus altérées sont celles qui ne font qu'un repas par jour, qui mangent des substances échauffantes, et qui boivent des liqueurs fermentées.

Toutes les boissons dont l'eau ne fait pas la base, peuvent tout au plus être considérées comme remèdes. Mais en quoi consiste la pureté que l'eau doit avoir pour être saine ? On prétend que l'eau distillée n'est pas salubre. Je pense le contraire, du moins pour les personnes douées d'un bon estomac. Parmi les eaux naturelles, celles des pluies se rapprochent le plus des eaux distillées. Aussi je n'hésiterais pas à les préférer si elles n'étaient chargées des miasmes malfaisans de l'atmosphère.

En général les eaux des sources sont préférables à toutes les autres, soit parce qu'elles sont dépouillées des miasmes qu'elles peuvent avoir pris dans l'atmosphère, soit par tout autre motif. Les sources qui coulent lentement donnent la meilleure eau. *Les eaux qui se précipitent des rochers sont dures*, dit Hippocrate (1), *surtout si elles viennent des lieux où il y a des eaux minérales*. Ces eaux se rapprochent des médicamens, et ne peuvent guère servir de boisson sans être purifiées. Les eaux les plus mauvaises sont les eaux bourbeuses : elles sont chargées non-seulement de terre, mais encore des miasmes résultant de la putréfaction des végétaux ou de l'eau elle-même. L'eau de pluie qu'on conserve dans certains vases de

---

(1) Traité de l'air, des eaux et des lieux.

terre paraît se pourrir réellement ; ce qui nous ferait croire que l'oxygène de l'eau se combine avec la terre, de la même manière qu'avec les corps combustibles.

D'après l'énumération que j'ai faite de la plupart des alimens et de leurs vertus principales, il suffirait de former quelques conclusions, si j'écrivais pour les Médecins. Mais comme mon ouvrage est principalement destiné à ceux qui n'ont presqu'aucune connaissance de la science médicale, je dois développer avec soin mes idées sur la nourriture qui convient aux divers tempéramens.

L'homme étant presqu'en tout organisé comme les singes, paraît, au premier coup d'œil, devoir vivre de végétaux. Mais comme parmi ces derniers, les choux, la partie glutineuse du froment, et les champignons se rapprochent beaucoup plus des substances animalisées que le lait, il suffit de dire que les mucilages végétaux sont les alimens les plus appropriés à nos besoins, lorsque notre estomac est en bon état.

Mais il faut remarquer qu'il ne suffit pas d'introduire dans notre corps une matière nutritive, pour réparer nos forces, c'est-à-dire, pour donner à nos membres la faculté de se mouvoir, lorsqu'ils l'ont perdue par la fatigue. Il est possible qu'une nourriture convenable se digère en se combinant avec les sucs salivaire, gastrique, pancréatique, etc., et parvienne à établir dans nos organes une bonne nutrition. Or, comme nous l'avons vu, la nutrition a un effet sédatif; et bien loin d'augmenter l'irritabilité, elle détermine le sommeil jusqu'à ce que les organes excrétoires ou sécréteurs soient assez irrités par les fluides âcres qui sont séparés du sang en même temps que la matière nutritive. Enfin, on pourrait tout au plus concevoir que le *sensorium* irrité par le sang et par la cause directe des sensations, a assez d'action pour mouvoir nos membres; mais on ne pourrait jamais rendre raison de l'effet restaurant subit qui a lieu après le repas, effet qui dissipe souvent l'envie de dormir, et qui prouve bien victorieusement que le sommeil n'est pas nécessaire à la digestion. Aussi le sommeil qui survient de suite après avoir mangé, ne peut être considéré comme naturel que lorsque l'estomac digère vîte des alimens qui ne le surchargent pas. Cet effet a lieu principalement quand après une certaine abstinence, on prend peu de nourriture à la fois.

Il faudrait donc, pour que la matière nutritive la plus pure produisît un effet restaurant, qu'elle fût prise en grande quantité. Dès-lors, si la digestion était facile, surviendrait cette pléthore sanguine, que les Médecins ont observée à la suite de l'administration de la gélatine. Sinon, la surcharge stomacale, qui arrive toujours après avoir avalé une quantité ordinaire d'alimens,

d'alimens, dégénérerait aisément en maladie, c'est-à-dire, en indigestion,
parce que ce mucilage pur fermente-
rait. Cet inconvénient deviendrait
pourtant utile, à moins que l'indispo-
sition ne fût très-grave, en entrete-
nant la liberté du canal intestinal, qui
finirait par s'oblitérer, si on restait
long-temps sans rendre des excrémens.

C'est pourquoi il est bon que nous
ne puissions pas nous servir pour alimens de la matière même de la nutrition ; et l'enfant qui n'avale que le
lait de sa mère, n'est vraiment dans
un état de santé que lorsqu'il digère
des matières plus solides ; du moins il
ne pourrait guère marcher sans cela.
Cet enfant ressemble assez aux malades qu'on nourrit avec du bouillon,
qui ne peuvent se traîner.

Ce que je dis du lait de la mère
relativement aux forces de l'enfant,
annonce que ce lait ne lui est utile que
parce que son estomac n'est pas encore
bien organisé. C'est beaucoup que

G

dans un court espace de temps ce viscère ait pu être formé, et acquérir assez d'irritabilité pour former le suc gastrique nécessaire à la digestion du lait.

L'enfant a un tempérament irritable; mais ce sont les premiers organes, le cœur et le cerveau, qui le sont proportionnellement plus que tous les autres. On pourrait même dire que le foie est très-actif à cet âge, puisqu'il est un des organes les premiers formés, et puisque les diarrhées des enfans sont bilieuses et fréquentes. Mais il faudrait plus que de l'évidence pour ramener les hommes à cette opinion, tant l'opinion contraire est incrustée.

On sent, d'après tout cela, quel inconvenient il doit y avoir à donner aux nouveau-nés, surtout après un avortement, des nourrices qui ne viennent pas d'accoucher, et de même à mettre entre les mains des femmes récemment accouchées, des enfans un peu forts qui ne prennent d'autre nourriture que le lait de la nourrice.

Chacun doit pressentir que je conseillerai aux tempéramens irritables, même aux sanguins, une diète nourrissante, mais peu animalisée, en supposant que leur estomac soit en assez bon état : car si le suc gastrique n'est pas suffisant pour digérer les alimens indiqués par le tempérament, les hommes en question rentrent dans le cas des enfans nouveau-nés, si du moins le défaut de sécrétion provient d'un manque d'irritabilité dans l'organe dont il s'agit.

La gélatine, ou le mucilage animal, est la base des gelées animales, et paraît fournir uniquement à notre nutrition. Aussi, à moins que l'estomac n'ait perdu toute espèce d'irritabilité, cette nourriture convient aux personnes délicates, c'est-à-dire, d'un tempérament irritable, mais dont l'estomac est faible. Il est bon d'observer qu'on appelle mal à propos faiblesse d'estomac la dyspepsie spasmodique, qui dépend de ce que la trop grande

G 2

contractilité des vaisseaux capillaires nuit à l'absorption, notamment d'un chyle âcre. C'est à cette dyspepsie que sont nuisibles les stomachiques échauffans, tels que le café, le poivre, la moutarde, la canelle, la rhubarbe, etc. Les remèdes convenables au contraire sont les vrais tempérans; et lorsqu'il n'y a rien d'urgent, il suffit de donner des alimens mucilagineux, comme la fécule de pomme de terre et autres, le lait écrémé, le riz, etc.

Je dois ajouter à ce que j'ai dit au sujet du lait, que plusieurs personnes regardent mal à propos comme bilieux, qu'il y a peu d'alimens plus contraires à la bile, même lorsqu'il n'est pas écrémé, puisque sur deux livres de lait on ne trouve, d'après les expériences de Spielman, qu'une once six drachmes de beurre pour le lait de brebis, que six drachmes pour celui de vache et de femme, et trois seulement pour celui de chèvre. Or, le lait de brebis, qui contient de beurre plus de deux fois autant que celui de vache, lequel à son tour en renferme le double de celui de chèvre, le lait de brebis, dis-je, ne fournit pas en beurre le seizième de son poids, tandis qu'il donne le huitième de son poids en fromage, qui est la partie la plus nourrissante ; et celui de chèvre, qui ne donne que trois drachmes de beurre, fournit trois onces trois drachmes de fromage, c'est-à-dire, neuf fois plus que de beurre. Ainsi je n'hésite pas à déclarer que le lait de brebis est très-peu bilieux, encore moins celui de vache, et que le lait le plus antibilieux et le plus nourrissant est le lait de chèvre, qu'on doit préférer souvent aux autres.

Du reste, on sait que le lait s'aigrit, que les corps aigres sont antibilieux, et que les alimens qui contribuent le plus à la formation de la bile, sont les substances qui se pourrissent ou se rancissent facilement. Si le lait occasionne des diarrhées ou des vomissemens bilieux, c'est principalement lorsqu'il est mêlé avec beaucoup de liquide. Mais il châtre toujours l'âcreté de l'humeur bilieuse.

Lorsque les alimens mucilagineux ne suffisent pas pour diminuer l'irritabilité de l'estomac, on doit avoir recours à ceux qui paraissent terreux, et à ceux qui sont aromatiques ou acidules, comme à la gelée de groseille, aux oranges, à l'écorce de citron, aux pommes de terre en nature, au maïs, et surtout au pain bien cuit, imitant en cela les Médecins, qui donnent des absorbans, du quinquina, la liqueur d'Hoffmann, l'eau de fleur d'orange, ou de menthe, ou des acides faibles, à moins que la saignée et les préparations de pavot ne soient indiquées de préférence : et même le pavot n'agit que par son arome, dont l'évaporation dans les capillaires paraît produire l'action narcotique : car on ne peut pas admettre l'opinion de ceux qui croient que l'*opium* n'agit que sur le cerveau ; et tous les praticiens ont été à même de voir que les malades épuisés éprouvent des défaillances par l'effet de ce remède, leur tête étant très-libre.

Les tempéramens irritables ont donc besoin d'alimens mucilagineux un peu secs ; et si l'estomac est faible, ils doivent avoir recours aux stomachiques excitans, tels que les amers, les martiaux, les émétiques à petite dose, plutôt qu'à des alimens trop échauffans.

J'ai dit que les acides faibles étaient calmans, et c'est comme tels qu'ils sont utiles dans la colique bilieuse, quoiqu'ils paraissent agir directement sur la bile dans les premières voies, en corrigeant son alcalescence, et non en la rendant purgative, comme le pense M. Fourcroi : car plus la bile est alcalescente, plus elle augmente directement le mouvement péristaltique. Ce ne sont que les acides délayés qui rendent la bile purgative. Mais en général il faut se méfier de ces vertus purgatives, qui ne font quelque bien que comme perturbatrices; et la bile, qui sert jusqu'à un certain point à la digestion, ne doit pas être trop souvent expulsée et même châtrée. C'est pourquoi les maladies bilieuses, qui ne sont qu'une variété des spasmodiques, ne demandent par elles-mêmes que des alimens mucilagineux abondans; et les acides, qui les soulagent, sont très-peu opposés à l'irritabilité du foie qui les entretient; car ils sont par eux-mêmes irritans, comme on l'observe dans les spasmes des voies urinaires.

Il est à propos de dire comment je conçois qu'un remède peut devenir calmant pour un organe, tandis qu'il est irritant pour un autre. J'ai rapporté le calme qu'on obtient par les évacuations à un effet perturbateur, nécessairement dangereux, et je dis même douteux, puisque les organes les moins irritables le deviennent ai-

..sément par l'effet d'une maladie. Si tous les remèdes de la même classe agissaient sur le même organe avec beaucoup de force relativement à l'effet qu'ils produisent sur tous les autres, on ne pourrait imputer cette prédominance qu'à l'organisation ; mais il n'en est pas ainsi, et cela est très-heureux : car si nous n'avions que l'*opium* pour tempérer les spasmes, ou si tous les antispasmodiques agissaient comme lui, comment pourrions-nous les employer dans l'apoplexie spasmodique, puisqu'ils la changeraient par leur vertu en apoplexie sanguine, bien plus dangereuse ? Dans une pareille circonstance, nous nous servons du camphre, et surtout du nitre, qui, outre sa qualité tempérante, porte par sa vertu diurétique le spasme de la tête vers les voies urinaires.

Nous ne pouvons donc douter de la prédilection que certains remèdes ont pour des organes particuliers. Ainsi l'ipécacuanha irrite l'estomac en même temps qu'il calme les intestins ; les purgatifs corrodent les intestins, et sont souvent des tempérans pour l'estomac ; les cantharides irritent de préférence la vessie ; le mercure, les glandes salivaires ; le quinquina, la poitrine, etc. Cependant je ne crois pas aux vertus spécifiques, qui ne sont que des idées vagues et abstraites. Lorsque la proximité des organes et leur texture n'y sont pour rien, on doit imputer ces effets à la décomposition chimique des substances médicamenteuses. C'est pour cela que je crois que l'ipécacuanha n'est réellement astringent, que parce qu'il a un principe volatil, et que de plus il ne se dissout pas dans l'estomac comme l'émétique antimonié. Ainsi je pense que la manne n'est un émétique pour certaines personnes, que parce que leur estomac est très-irritable, et que l'odeur de ce purgatif est plus nauséabonde que la substance même, etc.

A l'égard dès boissons convenables aux divers tempéramens , et spéciale-ment aux personnes irritables , c'est surtout à leur température à laquelle il faut faire attention. En général il est bon de boire en tout temps à la même température ; ce qui rend encore l'eau des sources avantageuse sous ce point de vue , parce qu'étant à l'abri des vicissitudes de l'atmosphère, elle n'est guère plus froide en hiver qu'en été. Il en est de même de l'eau des puits , qui sont des sources artificielles ; mais cette eau est moins pure , et sa fraîcheur en été ne doit , autant qu'il est possible , être employée que pour diminuer la chaleur de l'eau qu'on doit boire.

C'est surtout pour les tempéramens irritables que l'eau fraîche est salu-taire. Tout le monde connaît les in-convéniens des boissons chaudes : le thé, qui n'a presqu'aucune vertu par lui-même, ne contribue tant aux ma-ladies spasmodiques qu'au moyen de

l'eau chaude dans laquelle il est dé-
layé. J'ai été obligé de prescrire l'eau
à la glace, et même les sucs glacés,
à une poitrinaire qui avait rendu des
vomiques purulentes, parce que le
relâchement de son estomac nuisait à
la digestion ; bientot non - seulement
l'estomac a mieux fait ses fonctions,
mais encore l'irritation des poumons
a diminué considérablement. Il est
néanmoins prudent d'empêcher que
les personnes qui souffrent des organes de la respiration, boivent très-
froid, notamment en hiver, quoique,
même dans cette saison, les coque-
luches rebelles cèdent souvent à l'u-
sage de l'eau froide.

L'eau n'étant nécessaire que pour
délayer ou dissoudre nos alimens,
doit être de la même nature pour tous
les tempéramens. Seulement les personnes irritables, auxquelles les liquides ne sont pas appropriés, doivent boire moins que tous les autres.
Les bains leur sont plus utiles que les

boissons, parce qu'ils attirent le sang à la peau. Mais leur qualité nutritive ne doit pas alors être considérée, à moins qu'ils ne fussent chargés de substances alimentaires, ce qui n'est proposable que contre des maladies très-graves.

Lorsque l'irritabilité des organes de la poitrine contr'indique les boissons fraîches, c'est alors surtout qu'il faut boire peu ; et pour cela il est essentiel de prévenir la soif, ce qui s'obtient assez facilement par une bonne nutrition, même chez les hydropiques, lorsque leur estomac digère assez bien. Aussi voit-on souvent que chez les hommes dont l'estomac est affaibli, les stomachiques échauffans contribuent à diminuer la soif, parce qu'ils favorisent la digestion. C'est pourquoi les Médecins se sont aperçus que l'eau chargée de principes nutritifs, comme l'eau de veau, ou une émulsion, était bien plus rafraîchissante que lorsqu'elle était pure.

L'eau nitrée rafraîchit d'une autre manière; elle produit du froid par la dissolution du nitre, qui paraît se faire plus facilement dans nos organes, et elle agit principalement sur les voies urinaires, où elle détermine une grande excrétion d'une partie du sang très-âcre. Aussi je crois qu'on abuse du nitre dans certaines irritations des voies urinaires.

La limonade n'est pas précisément nutritive ; mais elle agit par ses qualités chimiques : elle tempère surtout la soif de ceux chez qui l'âcreté des sucs digestifs nuit à la dissolution des alimens , en corrigeant l'alçalescence des humeurs.

Le vin blanc peut être considéré comme rafraîchissant , lorsque les spasmes sont du côté de la tête , parce qu'il les porte vers les voies urinaires ; et se trouve par conséquent nuisible lorsque ces derniers organes sont irrités , notamment lorsqu'il est un peu aigre , les acides étant diurétiques.

La bière et le cidre ont beaucoup d'analogie avec le vin blanc, et sont plus nourrissans.

Le vin rouge est plus narcotique que le blanc; mais c'est une boisson dangereuse, parce qu'à l'assoupissement qu'elle procure succède un échauffement considérable, qui provient de la partie combustible la moins volatile. Les vins doux ont en outre l'inconvénient de fermenter dans le corps, ce qui donne lieu à des indigestions, des coliques, des vertiges, etc.

Ainsi je considère le vin comme un remède difficile à administrer, et dont on ne doit user habituellement qu'avec précaution. A plus forte raison est-ce avec la plus grande prudence qu'on doit s'habituer à l'usage des narcotiques : en général ces remèdes ne font du bien que momentanément.

On doit s'apercevoir que je ne fais pas une grande différence entre les vertus calmante, tempérante et rafraîchissante. Toutes ces dénominations signifient que les alimens ou les remèdes qui les portent, diminuent la chaleur, soit du sang, soit d'une partie du corps. Aussi les mêmes alimens que nous avons vu être convenables aux tempéramens irritables, conviendront également aux tempéramens sanguins, puisque nous avons désigné par ce mot ceux qui étaient caractérisés par une raréfaction humorale.

Ainsi, si d'un côté l'analogie que nous remarquons entre la raréfaction du sang et l'affection spasmodique, nous fait bien connaître la cause des spasmes, de l'autre cette analogie nous montre que les moyens qui préviennent les spasmes doivent diminuer cette raréfaction; et j'annonce que j'ai guéri des fièvres ardentes dans un court espace de temps par une diète analeptique, jointe à l'usage du sirop diacode.

C'est pourquoi il ne peut pas y avoir grande différence entre les alimens

qui conviennent au tempérament sanguin , et ceux qui sont utiles au tempérament irritable. Dans l'un , comme
dans l'autre, il faut une nourriture
solide assez abondante. Il est pourtant
vrai que les hommes sanguins supportent plus aisément les liquides que
les autres , parce que l'évaporation se
fait facilement lorsque le sang est
raréfié par la chaleur ; ce qui diminue
cette raréfaction.

Mais en général les soins doivent
être les mêmes : il faut manger souvent , tâcher d'opérer une bonne nutrition , ne pas prendre des boissons
trop chaudes. Comme la poitrine est
ordinairement plus affectée dans le
tempérament sanguin , que dans celui
qui est simplement irritable , les personnes sanguines auront beaucoup
d'attention à éviter les boissons très-
froides , qui tendent à irriter les poumons , en condensant l'air qui sert à
la respiration.

Le tempérament faible est essentiellement opposé au tempérament irritable , et le pituiteux au sanguin : si le tempérament irritable a de l'analogie avec le sanguin , celui qui est faible doit se rapprocher du pituiteux. Nous verrons aussi que les alimens seront à peu près les mêmes pour l'un et pour l'autre. Mais nous n'en conclurons pas que ces tempéramens qui paraissent se ressembler , sont les mêmes : il faudrait pour cela que les signes fussent exactement semblables , et surtout les indications auxquelles ils donnent lieu.

Si le même régime paraît être l'antidote de chacun des tempéramens analogues que j'ai particulièrement en vue dans ce moment, c'est que les alimens échauffans ont tous une vertu fondante. Les alimens , comme les remèdes , sont rarement doués d'une seule qualité. C'est souvent parce que ce ne sont pas des êtres simples : étant composés de plusieurs élémens , ils doivent à l'un certaines propriétés , et à l'autre des propriétés quelquefois entièrement opposées.

La qualité fondante est bien opposée à la vertu nutritive des alimens ; la première dissout, la seconde coagule : celle-ci dessèche, l'autre liquéfie. S'il était permis de rechercher la cause chimique de ces effets, on pourrait alléguer que l'oxygène est coagulant, que les matières alcalescentes dissolvent, que les substances terreuses dessèchent, que l'eau et la chaleur sont liquéfiantes.

Lorsque la fièvre dissout les humeurs, elle n'agit que par la chaleur dont elle est l'effet, et un effet toujours dangereux, puisqu'il dépend alors de la chaleur des organes principaux. Je vais donner un aperçu de la manière dont je conçois que la chaleur du sang détermine les fièvres intermittentes, les plus difficiles à expliquer.

L'afflux du sang vers quelqu'organe interne, qui paraît être ordinairement l'estomac, occasionne les bâillemens, quelquefois le sommeil, et fait enfin naître le frisson. L'organe affecté se contracte par l'effet de la chaleur du sang. A mesure que ces contractions s'étendent aux parties voisines, le sang reflue vers l'extérieur, et détermine le chaud de la fièvre, la céphalalgie et la sueur. La contraction des organes externes coïncidant avec le relâchement de l'intérieur, repousse de nouveau le sang, et fait cesser la chaleur apparente. Alors le malade semble être sans fièvre ; mais il sent presque toujours un mal-aise. Il y a nécessairement encore un vice dans la circulation du sang, qu'on peut même connaître par le pouls, qui n'est pas dans un état naturel, et qui tend à devenir petit. Les variétés des fièvres intermittentes proviennent de l'affection particulière des divers organes.

Cette théorie est bien naturelle, et explique clairement pourquoi les astringens donnés à haute dose, comme le quinquina, sont dangereux pendant le paroxisme, notamment dans le période de chaleur ; comment la gélatine guérit ces maladies, et est si utile dans le frisson. Les autres moyens qu'on emploie agissent presque toujours comme perturbateurs, ou pour détruire quelque complication : et lorsqu'on considère la fièvre de cette manière, on n'est plus étonné que les bons praticiens recommandent d'éviter les alimens pendant le période de chaleur, mais de prendre une nourriture assez solide dès que le pouls n'est plus élevé.

Quand on ajoute à ces considérations les observations qui prouvent que les fièvres rémittentes, même sans frisson, se guérissent quelquefois par le moyen du quinquina, que ce dernier remède est nuisible dans beaucoup de fièvres intermittentes, et que plusieurs de celles-ci se terminent souvent sans remède après quelques accès, par l'effet du régime ou des évacuations critiques, il n'est plus permis de faire une différence essentielle entre les fièvres continues et les intermittentes. Les unes et les autres sont, comme la plupart des maladies sanguines et nerveuses, entretenues par l'effet de la chaleur du sang; et même il paraît que les fièvres intermittentes sont en général plus dangereuses, parce qu'elles dépendent d'une lésion organique. Il me semble donc que lorsqu'une fièvre intermittente succède à une fièvre continue sans redoublemens, elle annonce que la cause du mal, au lieu d'être guérie, s'est fixée sur un organe particulier; ce qui n'est pas fort avantageux.

Dès qu'il est certain que la nutrition est desséchante et coagulante, le défaut de nutrition doit être humectant et fondant. Aussi le principal effet des alimens fondans est de nourrir peu : ils sont très-animalisés, c'est-à-dire, tendant à l'alcalescence; ils n'introduisent par conséquent que peu de substance nutritive.

Quant aux remèdes qu'on appelle fondans, on ne connaît guère leurs vertus. Les alcalins, les savonneux, les mercuriels, paraissent agir directement ; mais les martiaux, les émétiques, et les stomachiques, auxquels on donne le nom de fondans, irritent l'estomac, et favorisent ainsi la digestion ; ce qui empêche que les alimens s'aigrissent dans ce viscère ; aigreur qui est en grande partie la cause des coagulations.

Il est difficile de porter quelque remède à la véritable faiblesse : on peut faire vivre les enfans faibles, qui ne doivent leur tempérament qu'à une atonie excessive ; et même bientôt on voit que ce tempérament change, parce que la nutrition remédie au relâchement ; mais les vieillards peuvent tout au plus retarder la mort, que la faiblesse de leur corps doit entraîner. Ce qui aggrave leur état, c'est que les premières voies, surtout les intestins, sont relâchées. Dès-lors le défaut de nourriture, qui est indiqué par l'excès de nutrition, ne servirait qu'à augmenter les diarrhées, que l'âcreté du sang occasionne dans le dernier âge, et qui sont très-fréquentes alors, quoique Bichat ait pensé le contraire. On est même souvent obligé de donner aux vieillards des alimens mucilagineux, parce que les remèdes astringens sont assez inutiles.

D'ailleurs, hors les cas d'apoplexie sanguine, très-rare chez les hommes faibles, le sang abandonne la tête des vieillards ; et ce n'est que par la nourriture qu'on peut diriger sur cette partie ce fluide excitant. Les relâchans ne sont guère utiles, quoiqu'ils paraissent indiqués par l'état de dessèchement, parce que les vaisseaux et les nerfs de la tête et de la poitrine ne peuvent pas être soumis à leur action. Les bains très-chauds sont à peu près les seuls moyens qu'on puisse employer quelquefois avec avantage. Quant aux alimens, les sucs des viandes

viandes les plus animalisées , comme
les bouillons consommés , sont très-
utiles , lorsque les diarrhées n'existent
point. Le vin est nécessairement plus
nuisible qu'avantageux , du moins
chez ceux qui sont disposés à l'apoplexie.

Les tempéramens pituiteux offrent
beaucoup plus de ressources. C'est ici
qu'il vaudrait mieux ne pas nourrir
du tout, si tous les organes étaient
également obstrués : le suc gastrique
absorbé serait le meilleur fondant.
Ainsi la diète tenue est le correctif
de ce tempérament , qui ne donne
jamais lieu par lui-même aux maladies aiguës; ce qui prouve qu'on a tort
d'interdire les alimens dans ces dernières maladies. Depuis que j'ai aban-
donné ce mauvais système, j'ai vu que
les malades qui pouvaient digérer une
nourriture saine et assez abondante,
quoique donnée en petite quantité à
la fois, étaient bien plutôt guéris , et
qu'au contraire , dans les maladies

H

scrophuleuses, qui ont tant d'analogie avec le tempérament pituiteux, une diète sévère contribuait singulièrement à leur diminution.

Comme on ne peut pas prescrire un défaut total de nourriture, je me borne à indiquer contre le tempérament pituiteux les substances les plus animalisées, comme les sucs des viandes noires, et le blanc d'œuf peu coagulé, en rappelant que ce tempérament est dû à une lymphe coagulée ; ce qui contr'indique formellement les acides.

Section IV.

De l'Exercice.

J'ai parlé ailleurs des exercices absolument nécessaires, qui dépendent pendant le sommeil de l'action du sang sur le *sensorium*, et de l'influence de cet organe sur la respiration, sans laquelle la vie ne saurait exister après notre naissance. Cela prouve que ce n'est que par des exercices qu'on peut entretenir la circulation du sang.

Outre les exercices nécessaires, il y en a encore de naturels. Ces exercices, dit Hippocrate, *sont ceux de la vue, de l'ouïe, de la parole, de la pensée* (1). J'ai parlé de ces derniers exercices dans la section qui concerne les sensations externes.

Il s'agit dans celle-ci du mouvement de nos membres, surtout des extrémités inférieures. Cet exercice, quoique aussi naturel que les autres, produit ordinairement un effet tout opposé : les organes des sens et le centre des sensations, lorsqu'ils sont trop affectés, nuisent à la circulation du sang ; le mouvement des extrémités rétablit cette circulation. Lors même que ce mouvement est excessif, il est peu préjudiciable : la fatigue qui le suit entraîne le sommeil, qui remet tout dans l'ordre ; au lieu que les mou-

____

(1) Traité du Régime, liv. 2.

H 2

vemens forcés des organes des sens irritent le *sensorium*, et produisent souvent des maladies graves : les gens de lettres, les personnes sédentaires, celles qui ne vont qu'en voiture, sont sujets à une foule de maux que les hommes de travail n'éprouvent point.

En blâmant l'usage des voitures pour les personnes qui doivent faire de l'exercice, j'ai fait entrevoir que rien ne peut remplacer le mouvement des extrémités inférieures. Ainsi, quoique l'exercice à cheval soit souvent utile, je préfère, même pour les malades, celui qui se fait à pied, à moins que ces malades ne soient trés-épuisés. *La promenade*, dit Hippocrate, *est un exercice beaucoup plus naturel que beaucoup d'autres*. C'est aussi celui que je conseille plus particulièrement, lorsqu'un tempérament pituiteux n'exige pas des exercices plus péni-bles.

Tout le monde sait que l'exercice augmente la chaleur extérieure ; ce

qui démontre que la chaleur naturelle n'est pas toujours dépendante de
la combustion du sang. Mais cette
chaleur, produit du frottement, ne se
fait qu'aux dépens de la chaleur interne, puisque deux parties de matière mises en mouvement l'une contre
l'autre, ne peuvent déterminer la
chaleur que parce que la compression
expulse le calorique qui était renfermé
dans leurs interstices. Ainsi, il est
possible que l'exercice, en comprimant les organes les uns contre les
autres, n'excite une chaleur externe
qu'en faisant sortir celle qui est intérieure. Ce frottement chasse au moins
la chaleur latente, et produirait un
effet tout contraire à celui qu'on attend, si ce calorique expulsé n'était
remplacé par la chaleur du sang.

Ce qui n'est pas douteux, c'est que
l'exercice modéré favorise la circulation et augmente la chaleur générale,
surtout lorsqu'il a lieu en plein air.
Cette action est alors plus sensible,

parce que l'air étant plus souvent renouvelé, a beaucoup plus d'influence sur les poumons. C'est pourquoi on aurait tort de conclure, comme on l'a fait long-temps, de ce que l'exercice peut produire directement une chaleur locale, qu'il peut entretenir par le seul frottement la chaleur du corps.

L'exercice agit donc en attirant le sang vers les membres qui sont en mouvement ; ce qui augmente la disposition qu'ont ces membres à se mouvoir, tant que l'influence du *sensorium* peut durer. C'est sans doute pour cela que les personnes sanguines, modérément fatiguées, peuvent moins dormir que si elles n'avaient fait aucun exercice ; mais même alors, quoiqu'on sente un mal-aise, quoique les organes des sens ne soient pas engourdis, il en résulte ordinairement une diminution d'irritabilité du *sensorium*, comme le prouve la longueur du sommeil qui succède au mal-aise.

D'après ces données, nous pouvons

évaluer les avantages de l'exercice pour chaque espèce de tempérament.

L'exercice, diminuant pour l'ordinaire l'irritabilité du *sensorium*, laquelle irritabilité détermine l'acte de la respiration, doit nécessairement être utile aux tempéramens irritables, même lorsque la poitrine est plus particulièrement affectée, à moins que l'air ne soit froid, auquel cas on remplacerait l'exercice ordinaire par les frictions sèches. Les frictions sèches peuvent à leur tour être remplacées très-avantageusement dans ce cas par l'impression continuelle des étoffes de laine sur la peau : le frottement que ces étoffes occasionnent est plus doux, resserre moins la peau, et la chaleur qu'elles déterminent est plus uniforme et plus constante.

L'exercice est moins utile aux personnes sanguines, qui ont presque toujours les poumons irritables. Néanmoins on peut dire, d'après l'observation, que lorsque l'air n'est ni froid ni chaud, un peu d'exercice favorise la transpiration de ces individus, et empêche que le sang se porte avec trop d'affluence vers les organes principaux; ce qui démontre, contre l'opinion de Bichat, que le sang exprimé par les muscles en contraction ne reflue guère vers le cerveau.

Ce qui prouve surtout que l'exercice est quelquefois utile aux tempéramens sanguins, c'est le bien qu'il fait aux enfans, même lorsqu'ils sont disposés à la phthisie pulmonaire. « Une action douce et modérée, dit » M. Baumes (1), remédie à la faiblesse des fibres musculaires, fortifie les nerfs, met la sensibilité » dans un état juste et moyen, communique une impulsion salutaire » aux humeurs ». Ces expressions signifient qu'en augmentant l'irritabilité des muscles, des extrémités particulièrement, on diminue celle des pou-

____

(1) Traité de la Phthisie pulmonaire.

mons, et on favorise la circulation.

On peut encore quelquefois, d'après l'avis du même Auteur, guérir la disposition des enfans à la phthisie par la lecture à haute voix et le chant, qui sont des espèces d'exercice. Ces moyens, qui offrent tant de dangers à l'âge de la puberté, n'ont pas les mêmes inconvéniens dans la première enfance; ils peuvent au contraire être alors favorables, pour prévenir un mal héréditaire, en favorisant la nutrition d'un organe délicat, et en guérissant d'avance le mal qui doit survenir. L'exercice de l'organe de la voix augmente, comme tous les autres, l'irritabilité locale, et n'est par conséquent convenable que lorsque la trachée-artère et les poumons sont réellement faibles.

Ainsi ces derniers exercices seraient de mauvais moyens contre la phthisie vraiment spasmodique, si les enfans souffraient déjà des organes dont il s'agit; mais cela est rare : car la phthisie héréditaire, lorsqu'elle n'est pas pituiteuse, est l'effet d'un tempérament irritable ; or les enfans, quoique sanguins, ont très-peu de sang dans les poumons, et ce n'est que vers un certain âge qu'il s'y porte en affluence. Diminuer son impulsion vers le cerveau, qui est très-forte dans les premières années de la vie, et la diriger doucement vers la poitrine, pour favoriser une bonne nutrition, que j'ai démontré être tempérante, c'est obvier aux suites fâcheuses que la faiblesse des poumons doit avoir pour les individus en question.

Il paraît que les mouvemens des extrémités supérieures tendent à élargir la poitrine, qui se resserre beaucoup dans la disposition phthisique. Les exercices qui excitent ces mouvemens, tels que les jeux de paume, de mail, sont donc mieux indiqués que les autres contre cette disposition du corps.

La phthisie spasmodique est déterminée par un tempérament mixte , compliqué du sanguin et de l'irritable. Cette complication contr'indique les exercices actifs ; et ce n'est qu'aux enfans que ces exercices peuvent être alors avantageux , par les raisons exposées.

Si les tempéramens irritables , et même sanguins , se trouvent souvent assez bien de l'exercice , à plus forte raison les pituiteux et les faibles doivent en retirer de grands avantages. C'est alors que la gymnastique doit être portée au plus haut point d'intensité ; c'est alors qu'on pourrait se trouver bien , non-seulement des courses , mais encore des *secousses , des sauts , des bonds , de la lutte* , et des autres exercices violens dont parle Hippocrate.

Les hommes faibles peuvent rarement par eux-mêmes faire des exercices très-actifs. C'est pour eux principalement que les frictions et les étoffes de laine sur la peau sont utiles pour remplacer les exercices dont ils auraient besoin. Mais les pituiteux ne peuvent assez se livrer aux exercices pénibles ; c'est à ces individus que l'habitude des exercices en question est particulièrement nécessaire. En parlant des sensations extérieures, j'ai fait voir comment notre volonté dépendait fréquemment d'une impulsion étrangère ; l'habitude dont je viens de parler, n'est que la répétition des mouvemens que cette impulsion détermine, et qui se perpétuent par l'effet même de cette impulsion.

Nous avons vu que les enfans se trouvaient bien presque toujours de l'exercice actif. Mais si ce mouvement extraordinaire leur est utile lorsqu'ils ont un tempérament irritable et sanguin, il leur est absolument nécessaire si leur lymphe est épaisse, ou si leur irritabilité n'est pas suffisante. Dans ce dernier cas les frictions sèches, l'agitation dans des chariots, etc., sont les seuls exercices dont l'enfant soit susceptible d'éprouver les effets. C'est alors aux personnes qui s'intéressent au nouveau-né, à lui imprimer les sensations convenables. Il suffit de dire que les mouvemens des diverses parties du corps sont très-utiles aux enfans. Ces mouvemens doivent être faits en plein air, autant qu'il est possible, lorsqu'il faut activer la circulation.

SECTION V.

Des Vêtemens.

LES animaux n'ont pas en général des vêtemens artificiels. Mais l'homme étant supérieur à tous les autres, ne fût-ce que par son adresse, est le maître de tous; c'est leur véritable roi. Il ne doit donc pas être soumis en tout à leurs usages.

Je sais bien que la société, en perfectionnant notre industrie, a nui à nos tempéramens. Je sais bien que les lettres et les arts ne nous dédommagent qu'avec peine des jouissances que nous procure une bonne santé, bien rare parmi nous, commune chez les sauvages. Mais les sauvages eux-mêmes ne diffèrent des peuples civili-sés que du plus au moins : chez eux, comme dans nos pays, il y a des chefs, et des hommes qui leur obéissent ; la seule différence est que leur civilisa-tion est moindre.

Il en est de la civilisation comme des passions : la meilleure est celle qui convient à notre manière d'être ; les mœurs d'un pays sont mauvaises pour certains autres, comme les sensa-tions qui rendent heureux un in-dividu, sont le comble du malheur pour un autre.

Il est vrai de dire que les sauvages ont en général une meilleure santé que la nôtre. Cela n'empêche pas qu'on puisse être très-robuste dans un état bien policé, et même on pourrait dire que le *maximum* de civilisation con-tribuerait plus à notre bien-être phy-sique que les mœurs des sauvages. Il suffit pour cet objet que les *sages*, comme dit Bossuet, contribuent au gouvernement.

Il en est de cela comme de la médecine, qui ne sera véritablement salutaire que lorsque la science des choses remplacera celle des mots, et que l'orgueil aura cédé sa place au désir de s'instruire et d'être réellement utile aux autres.

De ce que les vêtemens ne sont pas absolument nécessaires, nous ne devons pas les condamner. Cependant lorsqu'on considère la gêne qu'ils impriment à nos mouvemens, et la bizarrerie des modes, on ne peut douter de l'avantage de couvrir peu les enfans. Nous avons vu que le sang de ces êtres précieux était naturellement échauffé, qu'ils avaient besoin de faire beaucoup d'exercice, et que cet exercice suffisait pour leur faire supporter le froid de l'atmosphère. Dès-lors il faut conclure que pourvu que les enfans soient à l'abri du grand

froid pendant le temps de leur sommeil, ils ne doivent être accoutumés
qu'à très-peu de vêtemens.

Habitués aux diverses impressions
de l'atmosphère, les enfans auront
peu à redouter pour l'avenir les in-
clémences des saisons : la chaleur naturelle de leur peau suffira pour leur
faire supporter l'air froid, et pour
entretenir pendant la chaleur une
évaporation rafraîchissante ; enfin,
lorsque l'usage entraînera les hommes
à diminuer leurs vêtemens, ils ne seront pas exposés à des températures
nouvelles, toujours dangereuses.

Il est donc peu important de suivre
pour ses vêtemens tel ou tel usage,
pourvu que dans l'enfance on ait été
accoutumé aux diverses impressions
de l'air, qu'en avançant en âge on
augmente ses vêtemens plutôt que de
les diminuer, et qu'enfin ils ne gê-
nent pas nos mouvemens. L'attention
principale que je conseille au sujet
des vêtemens, est relative aux sai-

sons ; et à cet égard chacun doit savoir qu'il faut les proportionner à la chaleur du temps , et surtout ne pas les diminuer trop rapidement.

Je termine ici mes préceptes d'Hygiène. Mais je crois essentiel d'ajouter aux principes de médecine que j'ai déjà consignés dans cet ouvrage , ceux que j'ai établis dans deux petites dissertations que j'ai lues dans le sein de la Société Médicale de cette ville , et que je transcrirai presque en entier; ce qui formera les deux derniers chapitres.

CHAPITRE V.

Remarques sur les Maladies nerveuses.

LES maladies nerveuses sont encore très-peu connues , quoiqu'on les étudie plus particulièrement depuis plusieurs années. J'ai cherché à éclaircir cette matière , et je vais faire part brièvement du résultat de mes études et de mes observations à cet égard.

En général on donne le nom de maladies nerveuses à toutes les affections des solides du corps humain, et par conséquent à des maladies véritablement différentes, puisqu'il est impossible qu'un organe quelconque ne puisse être au moins affecté de deux manières opposées ; ce qui constitue véritablement deux espèces de maladies nerveuses tout-à-fait contraires.

C'est sans une raison suffisante qu'on appelle maladies nèrveuses toutes les affections des solides ; car les nerfs n'en sont qu'une petite partie, quoiqu'ils méritent une attention plus particulière par le grand rôle qu'ils jouent dans l'économie animale relativement à l'irritabilité et à la sensibilité.

Plusieurs Médecins ont distingué les maladies nerveuses des autres affections des solides; et il paraît qu'aujourd'hui on s'attache à cette distinction, en ne considérant qu'une espèce d'affection nerveuse, et en admettant ainsi ce qui est évidemment impossible. D'ailleurs l'observation et le raisonnement nous prouvent que les affections des nerfs ne diffèrent pas essentiellement des maladies des autres solides, et demandent le même traitement que ces dernières, lorsqu'elles sont de la même espèce.

Les affections nerveuses compliquent nécessairement toutes les autres maladies. En effet, le symptôme le plus ordinaire est la douleur; et la douleur ne peut se concevoir sans une lésion propre des nerfs. Vainement nous dit-on que la sympathie peut exister indépendamment des nerfs, et assure-t-on que la sensibilité d'un organe peut se répéter sympathiquement sur d'autres. Je trouve ces phrases abstraites vides de sens : des métaphores qu'on ne comprend pas ne doivent pas satisfaire ceux qui veulent bien étudier la nature.

Je demanderai d'abord ce que c'est

que la sensibilité d'un organe. On ne fait aucune différence entre la sensibilité et la vie, et on veut que nous admettions comme sensibles des organes qui ne peuvent pas exister par eux-mêmes. Des parties de polype paraissent vivantes ou sensibles, parce qu'elles peuvent vivre entièrement séparées des autres, quoiqu'il serait peut-être plus raisonnable de dire avec M. Cuvier (1), qu'elles n'acquièrent cette propriété qu'au moment de leur désunion du reste du corps. Mais les diverses parties d'un homme ou d'un quadrupède, ne sont ni sensibles ni vivantes par elles-mêmes; elles sont entièrement dépendantes de beaucoup d'autres, et ne se trouvent douées que d'une organisation particulière, qui les fait exister dans leur manière d'être tant qu'elles ne sont pas séparées des organes principaux.

Il peut y avoir deux systèmes vrais

_____

(1) Anatomie comparée.

en médecine. Le premier, qui est plutôt une méthode qu'un système, consiste à classer les observations qui ont été faites depuis Hippocrate jusqu'à nous. C'est sous ce point de vue que nous pouvons embrasser tous les faits connus qui sont relatifs à l'économie animale : car il ne nous est pas encore donné de connaître toutes les lois, d'après lesquelles nous pouvons vivre, maintenir notre santé, guérir ou diminuer nos maladies, et retarder souvent l'heure de notre mort. Nous serions trop heureux si nous avions un système de médecine mathématiquement prouvé. Il ne faut pas se faire illusion ; c'est le seul système qui puisse être vrai.

On a beau dire qu'on ne pourra jamais tout expliquer en médecine par des lois physiques : c'est comme si l'on disait qu'on ne pourra jamais expliquer les faits de la nature par les lois de la nature ; ce qui est une absurdité, si l'on suppose qu'on ait connaissance de tous les faits et de toutes les lois. Ainsi, conclure qu'il y a des lois métaphysiques dans l'économie animale, de ce que nous ne connaissons pas des lois physiques qui expliquent réellement tous les faits que nous voulons apprécier, c'est un écart de notre intelligence, qui est toujours faible, quand elle suppose, au lieu d'observer, et qui, après nous avoir entraînés dans le chaos, nous y plonge davantage, à mesure que nous voulons en sortir.

Presque toutes les erreurs des hommes viennent de ce qu'ils prennent l'habitude de s'exprimer par des termes dont ils ne conçoivent pas bien le sens. Quand le Physicien emploie le mot force, c'est pour caractériser l'effet d'une loi prouvée ou supposée : ainsi on se sert des expressions, *force d'attraction*, *force de répulsion*. Mais le terme force ne signifie rien par lui-même : on est quelquefois obligé de l'employer pour caractériser la manière d'être de nos organes ; mais c'est toujours vaguement ; et on ne doit s'en servir qu'en faisant connaître le sens qu'on y attache.

Ce que je dis du mot force, doit s'appliquer à tous ses synonymes : c'est pourquoi le δυναμις *dynamis*, ou le σθενος *sthenos*, ne peut rien caractériser de positif, à moins d'une convention particulière. Cependant les systèmes les plus accrédités de physiologie et de médecine sont fondés sur ces dénominations. Est-il étonnant qu'on soit si peu d'accord ?

En attendant l'heureux jour où il sera possible de faire jouir les hommes d'un système de médecine sûr et clair, nous devons faire tous nos efforts pour participer à ce grand ouvrage, et tâcher en même temps de rectifier la méthode de classer les observations médicinales, le seul système que nous puissions adopter aujourd'hui.

La physique, surtout la chimie, fait tous les jours de grands pas vers sa perfection. Si on a quelquefois abusé des sciences naturelles pour faire de mauvais systèmes dans l'art de guérir, faut-il négliger les grands secours que nous pouvons en retirer ? Ce n'est que par elles que nous connaissons la véritable cause des inflammations, des épaississemens lymphatiques, et de la plupart des maladies locales ; par elles nous connaîtrons sans doute bientôt celles des maladies nerveuses.

Les convulsions, et les grandes douleurs qui existent sans inflammation et sans fièvre considérable, sont en général appelées maladies nerveuses. Mais la fièvre ne saurait être autre chose qu'une affection nerveuse. En effet, la fièvre inflammatoire, qui est dépendante de l'abondance du sang, ne peut exister qu'autant que l'irritabilité du cœur, ou d'autres organes, la fait paraître. L'abondance du sang obstrue les vaisseaux ; mais il n'y a que l'irritabilité qui puisse occasionner

sionner la fréquence du pouls , comme il n'y a que la sensibilité de l'animal qui puisse rendre raison de la douleur. Ainsi , il est bien évident qu'il ne peut y avoir fièvre sans une cause nerveuse.

J'entends par fièvre tout état maladif accompagné , constamment ou par intervalles , de froid , ou de chaleur, ou de sueur. Ce n'est que par cette définition qu'on peut caractériser toutes les affections fébriles. Par exemple , la fièvre adynamique , lorsqu'elle dépend d'un défaut d'irritabilité ou de sensibilité (et ce n'est qu'à celle-là que je donne ce nom) , n'est une fièvre que parce qu'il y a un état maladif accompagné d'un froid constant.

D'après ces considérations , il est certain que toutes les maladies, tant aiguës que chroniques, sont compliquées d'un état nerveux , c'est-à-dire , d'une affection des solides.

Les maladies nerveuses proprement dites , sont celles où il n'y a aucune

I

affection humorale. Ces maladies doivent être plus rares qu'on ne pense, du moins dans cet état de simplicité, parce que les affections des solides occasionnent, ou un afflux de sang vers certains organes, ou un défaut d'excrétion du fluide transpiratoire, ou enfin toute autre maladie humorale. Ainsi, soit comme cause, soit comme effet, les maladies nerveuses sont rarement simples. Mais elles méritent particulièrement l'attention du Médecin lorsqu'elles forment l'élément principal de la maladie qu'il a à traiter.

On peut réduire les affections des solides à l'atonie et au resserrement. Je n'entends pas par atonie l'état asthénique de Brown : je ne regarde l'atonie que comme un véritable relâchement. Or, il est certain que les spasmes, bien loin d'être un effet du resserrement des solides, sont au contraire la suite d'une certaine atonie. L'épilepsie et le tétanos lui-même ont pour cause efficiente l'atonie, puisque le resserrement momentané, introduit par le spasme, est suivi d'un relâchement bien marqué, à moins que la vie ne s'éteigne entièrement. Les enfans et les femmes sont très-sujets aux spasmes, et ce sont les individus qui ont les solides les moins serrés ; les vieillards ne sont guère exposés qu'à de légers spasmes locaux, provenant d'une atonie relative, tandis que les principaux organes sont chez eux dans un état de resserrement qui les dispose à l'adynamie.

C'est pourquoi la méthode relâchante de Pomme, employée uniquement contre les maladies spasmodiques, est plus nuisible qu'utile. Les bains tièdes sont cependant très-avantageux, en portant à la peau le spasme intérieur par l'afflux du sang qu'ils déterminent vers l'organe cutané.

On ne peut douter qu'un relâchement excessif n'introduise un état adynamique, comme l'observation exacte le prouve. Mais cette adynamie est très-rare ; encore elle ne peut guère être générale, excepté peut-être dans le premier âge de la vie, parce que les solides tendent nécessairement à un état de resserrement qui augmente à mesure qu'on avance en âge.

Tout ce que je viens de dire paraît bien plus clair lorsqu'on se représente les observations qui ont donné lieu à mes réflexions. Les exemples doivent toujours confirmer les préceptes, surtout lorsqu'ils ont servi à les établir.

Si nous considérons les fièvres intermittentes qui exigent l'administration du quinquina en poudre, nous ne pouvons les attribuer qu'à une atonie des premières voies. Lors même que le quinquina est contr'indiqué, les fièvres périodiques proviennent toujours d'une certaine atonie, mais que le Médecin ne doit guère chercher à guérir lorsqu'elle n'est que relative, comme dans certains cas d'obstruction.

L'atonie, du moins relative, existe

encore dans la fièvre lente, soit hectique, soit phthisique, à moins qu'elle ne soit totalement adynamique. Mais cette dernière fièvre, qui est extrêmement voisine de la mort, ne peut guère exister à l'état chronique. J'observerai à cet égard que les narcotiques, qui sont souvent utiles contre les fièvres des phthisiques, me paraissent agir comme toniques, en produisant du froid par l'évaporation de l'arome vireux, comme je l'ai annoncé dans le chapitre du régime.

Le quinquina n'est contr'indiqué dans la plupart des fièvres que par l'état des humeurs ou la disposition à l'inflammation. Je dirai en passant que, comparant les inflammations aux combustions ordinaires, on doit donner le nom d'inflammatoires à toutes les maladies qui présagent la combinaison de l'air vital avec quelqu'organe, et que d'après cela la fièvre inflammatoire ne peut pas être distinguée de la fièvre ardente bilieuse, qui étant ac-

I3

compagnée d'une excessive chaleur, serait encore plus inflammatoire que celle à qui l'on donne ce nom, si la poitrine, où le sang se trouve toujours dans un état de combustion, était également affectée dans l'une et dans l'autre.

D'après ces motifs, malgré l'utilité de la méthode proposée par Selle et adoptée par Grimaud, je suis persuadé que ce n'est pas la fièvre inflammatoire qui rend les maladies locales inflammatoires, mais qu'au contraire c'est la disposition de quelque organe à l'inflammation qui fait que la fièvre ardente mérite le nom d'inflammatoire. Je prends pour exemple la péripneumonie.

La péripneumonie, qui, d'après l'étymologie elle-même, ne doit pas être essentiellement distinguée de la pleurésie, est une maladie aiguë caractérisée par une douleur à l'un ou à l'autre côté de la poitrine, quelquefois sous le *sternum*, ou entre les épaules, et par une assez grande difficulté de respirer. Dans les péripneumonies les plus inflammatoires, le pouls quelquefois est mou ; et cependant la saignée est nécessaire pour diminuer l'irritabilité des organes de la poitrine, qui est la cause efficiente de la maladie : quelquefois l'*opium* suffit ; mais en général, à moins que le malade ne soit vieux ou affaibli, il ne faut pas redouter la saignée. Si cependant le pouls est assez libre, que la douleur et la difficulté de respirer ne soient pas considérables, la maladie peut se guérir presque sans remèdes, à moins que, comme révulsif ou excitant, le vésicatoire ne soit indiqué. Je ne parle pas des évacuans ou des incisifs, qui peuvent être indiqués par les complications. Ainsi, la péripneumonie est une maladie nerveuse simple, qui indique les tempérans ou les irritans, suivant les divers degrés d'irritabilité.

Si je n'adopte pas le nom de fièvre inflammatoire, du moins sous le rapport de maladie simple , je rejette à plus forte raison ceux de fièvre bilieuse et pituiteuse. J'ai prouvé qu'une fièvre quelconque est une affection nerveuse , qui , lorsqu'elle est compliquée avec un épaississement lymphatique ou avec une surabondance de matières muqueuses , peut bien porter le nom de fièvre pituiteuse. Mais ce ne sera pas la fièvre pituiteuse qui , par sa complication avec une maladie locale , donnera à cette madie sa dénomination.

Du reste , il y a plus de rapport qu'on ne croit entre les affections pituiteuses , surtout catarrhales , et les maladies inflammatoires. Les maladies catarrhales sont fréquemment dépendantes d'une légère inflammation de la membrane de Schneider, qui s'étend jusqu'aux poumons et communique avec tant d'autres organes. D'ailleurs les maladies inflammatoires n'exigent l'emploi des saignées fréquentes que lorsque le sang est abondant. Mais la

lymphe est la principale partie du sang,
puisque la fibrine ne diffère guère de
la lymphe que par un excès de substance terreuse. Ainsi les saignées ne
deviennent en général funestes aux
malades qui ont des affections pituiteuses que parce qu'elles introduisent
un état d'adynamie.

Quant aux maladies bilieuses, il
faut dire, avec Stoll, qu'elles dépendent d'un excès de bile dans les premières voies, et conclure, avec Selle,
que la fièvre ardente bilieuse est toujours inflammatoire. Je n'entends pas
pour cela autoriser la fréquence des
saignées dans les affections bilieuses :
ce sont des moyens énervans, qu'il
faut employer avec prudence, parce
qu'ils tendent à enlever l'humeur la
plus nécessaire à la vie, et à troubler
la circulation. Aussi leur principal
avantage est de faire des révulsions
ou des dérivations, les évacuations
locales n'étant que des palliatifs.

Les affections bilieuses ne diffèrent

pas sensiblement des maladies spasmodiques, quoique les premières soient
ordinairement plus aiguës parce
qu'elles sont accompagnées d'une raréfaction humorale. Je crois donc que
les évacuans ne guérissent les maladies
bilieuses que comme perturbateurs,
et en cela je suis de l'avis de M. Pinel.
Dans la fièvre intermittente bilieuse,
par exemple, les émétiques sont utiles en introduisant un état de resserrement dans les premières voies, plutôt qu'en évacuant la bile, qui, comme
tous les sucs digestifs abondans, demande seulement des alimens mucilagineux.

Le *cholera-morbus* est l'affection
bilieuse la plus grave. Mais aussi les
évacuans sont toujours contr'indiqués,
même lorsque le vomissement et la
diarrhée ne consistent que dans des
efforts presqu'inutiles. L'*opium* et la
saignée sont souvent salutaires, parce
qu'ils diminuent l'état spasmodique.
Si les boissons abondantes font quelque

bien, c'est encore plus par leur évaporation dans les premières voies, qu'en corrigeant l'âcreté des humeurs. Pour ce dernier objet, les absorbans et les mucilagineux sont préférables. Les potions huileuses n'agissent que comme les mucilagineux, et n'offrent pas de beaucoup les mêmes avantages ; d'autant que, s'il y a un commencement d'inflammation, les huiles sont dangereuses, tandis que les liquides mucilagineux sont les antiphlogistiques directs en s'emparant de l'oxygène, sans qu'on ait rien à craindre de cette combustion qui est toujours lente.

Pour dire quelque chose de positif sur les maladies nerveuses simples, je parlerai un moment de l'anorexie, qui est le contraire de la faim canine, mais qui provient souvent de la même cause efficiente. Je distinguerai l'anorexie en deux espèces principales, qui sont, l'anorexie spasmodique et l'anorexie adynamique.

Le quinquina, si vanté comme stomachique, détruit quelquefois les facultés de l'estomac. Il en est de même du vin, qui est regardé comme un fortifiant de l'estomac, et qui a néanmoins été reconnu salutaire dans la faim canine. C'est que le quinquina et le vin sont antispasmodiques. Il paraît même que tous les vrais toniques jouissent de cette vertu; et cela n'est pas étonnant, puisque les spasmes dépendent d'une certaine atonie. Si le froid irrite l'estomac, ce n'est pas comme tonique, mais en condensant l'air, qui peut agir sur l'estomac comme sur l'organe pulmonaire.

Ce qui prouve principalement que l'anorexie est fréquemment dépendante d'un excès d'irritabilité, c'est que les personnes sujettes aux convulsions ne recouvrent leur appétit que losque les calmans ont diminué leur irritabilité; et chez ces personnes, l'*opium*, même gommeux, rétablit la faculté de digérer et la sensation de la faim, dont elles étaient privées. Les

amers et les martiaux augmentent ordinairement chez ces individus la dyspepsie et l'anorexie, en aggravant leur
disposition aux spasmes.

L'anorexie adynamique est l'effet
du resserrement des fibres de l'estomac, ou de leur relâchement excessif.
Le premier a lieu chez les vieillards,
et est ordinairement incurable, quoiqu'il puisse être diminué par les remèdes, surtout par les émétiques et les
martiaux. Le second au contraire n'af-
fecte guère que les jeunes individus qui
ont abusé des délayans (ce qui arrive
souvent à la suite des maladies aiguës),
et se guérit assez facilement par l'usage des amers et des acides minéraux.
Je ne parle pas de l'anorexie qui vient
d'un état saburral, parce que c'est une
maladie compliquée.

Les élèves en médecine, à qui les
deux derniers chapitres sont spécialement destinés, sentiront aisément
que les remèdes purgatifs, dont on
abuse tant dans la pratique médicale,

ne sont utiles que comme perturbateurs, à moins qu'ils n'évacuent des matières vraiment putréfiées. Cette putréfaction, qui est très-rare au commencement des maladies, se prévient presque toujours par de simples lavemens ou des tisanes; et lorsqu'elle existe, les tamarins et la crème de tartre sont les purgatifs les plus avantageux, parce qu'ils corrigent d'une manière chimique les humeurs putrides.

Il ne me reste plus qu'à faire voir le danger des fausses interprétations, puisqu'il n'est pas encore permis d'établir une bonne thérapeutique autrement que par l'observation. Or comme Hippocrate est l'observateur le plus exact, celui que tous les Médecins admirent avec raison, et dont les plus estimables cherchent à suivre la doctrine, il faut bien déterminer en quoi cette doctrine consiste. C'est, je crois, ce qui résultera de la discussion que je vais exposer dans le chapitre sixième.

CHAPITRE VI.

Comparaison entre Hippocrate et les Aveugles Sectateurs de sa doctrine.

JE suppose qu'Hippocrate soit l'auteur de tous les ouvrages que nous avons sous son nom; je suppose encore qu'il n'existe dans ses écrits aucune contradiction apparente. C'est, je pense, ainsi qu'il faut se fixer sur sa doctrine.

Plus on lit Hippocrate, plus on est étonné de lui trouver l'esprit si juste, surtout si on ne se laisse pas tromper par des interprétations extraordinaires, qui ne servent qu'à défigurer les préceptes de ce grand homme. Mais plaçons Hippocrate parmi nous; rendons-le témoin de toutes les découvertes qui ont été faites depuis lui; plaçons-le de suite après Bichat, c'est-à dire, faisons naître le Médecin de

Cos de suite après le fameux Anatomiste de Paris.

Que dirait donc Hippocrate, présent parmi nous, comme je le suppose, si on lui demandait ; 1.º quels progrès a fait l'anatomie ; 2.º de quelle utilité elle est pour la physiologie, et ces deux sciences pour la médecine ; 3.º quels avantages les deux dernières peuvent encore retirer des connaissances physiques qui deviennent tous les jours plus étendues ?

C'est être téméraire, je l'avoue, que de parler au nom d'Hippocrate. Mais la vérité sera peut-être mieux éclaircie que si, par une grande merveille, on l'entendait lui-même : personne n'oserait contredire le plus grand des Médecins ; au lieu que si je dis quelque chose de répréhensible, il sera permis de l'imputer à ma faible intelligence.

J'ai parlé de Bichat en même temps que d'Hippocrate. C'est dire assez que la Médecine ne sera portée à un certain point de perfection que lorsqu'un digne héritier des talens de l'illustre vieillard aura profité des expériences de Bichat. J'ai placé exprès auprès d'Hippocrate le jeune Anatomiste dont nous déplorons la perte, pour indiquer que l'anatomie est la base de la physique médicale, dans laquelle je comprends la physiologie animale, et la médecine proprement dite.

Je dois faire remarquer, comme je l'ai déjà indiqué dans les chapitres précédens, que ce jeune homme si estimable ne sut pas toujours se garantir des attaques que l'esprit de vertige qui règne depuis quelque temps dirige contre les hommes raisonnables en semant des préjugés dangereux, qu'il a néanmoins combattus bien victorieusement.

C'est dans ces momens d'erreur, bien rares chez cet observateur judicieux, que l'exactitude du raisonnement a fait place à un sophisme qui ne peut persuader que les esprits légers à la faveur d'un jeu de mots. En effet, si on a employé de préférence le mot physiologie pour parler de la nature des êtres les mieux organisés, et le nom de physique pour exprimer les qualités des êtres sans organes, ce ne sont pas moins des termes évidemment synonymes.

On croirait sans doute que c'est un excès d'amour propre qui me fait parler des erreurs des autres. Je ne sais pas me méconnaître : mon principal mérite est d'avouer mes fautes. Je dirai donc que je n'ai que trop connu les inconvéniens d'un esprit systématique, quel qu'il soit, dont je ne pouvais guère être à l'abri, puisque ce n'était qu'à son aide qu'on m'avait insinué dans les écoles les préceptes généraux de la pratique médicale. Ce n'a été que lorsque j'ai été convaincu que les erreurs que j'avais adoptées rendaient cette pratique vicieuse, que je me suis proposé de mettre au grand jour les suites funestes qu'elles ont à tout moment.

J'ai dit autrefois (dans un opuscule imprimé en 1793), en blâmant les mauvaises théories des Chimistes et des Mécaniciens , j'ai dit qu'ils *avaient oublié que le corps vivant fût régi par d'autres agens que la matière inerte*. C'était dire en d'autres termes ce qu'a voulu exprimer Bichat. On pouvait alors me répondre que la matière inorganique n'était pas pour cela inerte , et que les agens pouvaient être les mêmes puisqu'il était bien prouvé qu'un esprit intelligent n'agissait pas directement sur les organes.

J'ai déjà démontré la futilité des principes métaphysiques, pour ce qui concerne les mouvemens des corps organisés. Il me suffit ici de rappeler ce que dit Bichat, qui n'est pas suspect sur ce point. Dans son Anatomie générale , où il retrace les idées qu'il avait déjà émises sur la physiologie , il veut qu'on se borne à parler des forces vitales, telles que l'expérience les fait connaître, sans les faire dépendre d'un être abstrait ; ce qui en effet est une pétition de principe.

Il sera bientôt permis d'aller plus loin que Bichat. Les raisonnemens de M. Delamétherie sur l'Irritabilité, et de M. Michelotti sur la Vitalité (1), n'ont besoin que d'être confirmés ou rectifiés par l'expérience et l'observation, pour devenir des démonstrations rigoureuses.

A ce sujet je vois avec plaisir que le dernier cite Cicéron, pour faire voir que son opinion n'est pas nouvelle. Il aurait dû aussi citer Hippocrate, à qui tant de Physiologistes, pour s'étayer de l'autorité du père de la Médecine, font dire tout le contraire de ce qu'il dit.

Si je ne croyais pas devoir du respect à des savans, qui sont très-estimables, quoiqu'enthousiastes à l'excès,

____

(1) Journal de Physique, de brumaire an 12.

je dirais qu'il est ridicule de prétendre qu'Hippocrate ait entendu par le mot θερμόν, *thermon*, autre chose que la chaleur, et surtout de vouloir que ce terme signifie un être métaphysique créé, parce qu'il leur plaît de s'imaginer que la chaleur ne suffit pas pour entretenir la vie de la matière organisée. Les vieillards savent au moins qu'elle est très-nécessaire pour cet objet.

Il est certain que le fluide électrique est peut-être plus nécessaire à la vie animale que le calorique. Mais outre que l'un n'est, selon toute apparence, que la modification de l'autre, n'est-ce pas le plus beau des systèmes, celui qui explique les faits connus, d'une manière satisfaisante, et sans pouvoir porter aucun préjudice, par l'effet d'un agent manifeste, surtout si cet agent est très-analogue au véritable mobile qu'on ne peut connaître que par la suite des temps ? Cela fait d'autant plus d'honneur à Hippocrate, que le galvanisme ne paraît produire la contraction qu'en faisant naître de la chaleur, et que la chaleur du sang est, sans qu'on puisse en douter, le premier agent de la vie de l'homme.

Personne ne peut nier que l'anatomie ait fait très-peu de progrès du temps d'Hippocrate. Tout le monde sait que les nerfs, qui jouent un si grand rôle dans les maladies, n'étaient pas alors connus, de même que les vaisseaux absorbans ou exhalans, qui expliquent tant de phénomènes physiologiques ou pathologiques ; enfin, que les vaisseaux sanguins, qui ont tant d'influence sur tous les autres systèmes anatomiques , etaient plutôt imaginés que démontrés. Et l'on voudrait que la science ne fût pas plus avancée aujourd'hui que du temps d'Hippocrate ! elle l'est moins sans doute si, ne faisant aucun cas de l'observation , et ne prenant pour base de ses idées qu'un système

sans preuves ou une routine aveugle , on se borne à faire des expériences dangereuses ou à répéter des
formules bizarres.

Mais si , aux observations d'Hippocrate , on ajoute toutes celles qui ont
été faites jusqu'à nos jours ; si , à
l'exemple des esprits exacts , on tire
de ces faits les conséquences les plus
naturelles ; si enfin , on les rectifie
à l'aide des sciences physiques , ce
sera alors qu'on pourra dire que la
Médecine s'approchera de la certitude
presqu'autant que ces dernières.

M'étant proposé de mettre en pa-
rallèle Hippocrate et ses aveugles sectateurs , il me suffira de les supposer
ensemble , c'est-à-dire , de mettre le
divin vieillard, ses œuvres à la main ,
en présence de ceux qui veulent toujours jurer par lui. Ce sera par ses
écrits qu'il saura les confondre.

Est-il bien vrai , dira d'abord le
grand homme , qu'on puisse abuser
de ma réputation , pour faire passer

à l'aide de mon nom des erreurs que j'ai toujours blâmées ? n'ai-je pas confondu ceux qui voulaient subtiliser sur l'unité, qui constituait suivant eux la nature de l'homme ? *Ces hommes semblent se combattre eux-mêmes par leurs discours, qui dénotent de la folie* (1). Quoi ! j'ai toujours étudié la nature, c'est-à-dire les corps ; et l'on veut que j'aie entendu par nature d'autres êtres que la matière ou les esprits intelligens. J'ai dit : *ce que nous appelons chaud est immortel et voit tout* (2). Cela ne peut exprimer que le principe de toute chaleur que j'ai cru intelligent et tout-puissant. Aussi j'ai tout de suite parlé de la chaleur matérielle : *la plus grande partie s'est élevée à la circonférence supérieure.* Mais je n'ai jamais voulu faire entendre par θερμόν, *thermon*, un autre être qu'un principe matériel, ou un

---

(1) Traité de la Nature de l'Homme.
(2) Traité des Chairs.

esprit

esprit intelligent ; et l'on voudrait que j'eusse exprimé par ce terme un être métaphysique particulier, moi qui ai dit : *Le feu est la cause du mouvement, comme l'eau est celle de la nutrition* (1). Connaissant peu l'anatomie, qui n'était pas avancée lorsque j'écrivis, ignorant plusieurs principes de physique, qui n'ont été découverts qu'après moi, j'ai pu me tromper sur certaines causes chimiques ou mécaniques. Mais j'ai rapporté tous les mouvemens des corps aux lois physiques, convaincu que la nature ne varie jamais, et que les changemens qui s'opèrent dépendent de l'attraction des molécules, c'est-à-dire, des causes inconnues qui déterminent cette attraction. Voilà pourquoi on trouve dans le même livre de ce Traité du Régime : *Être engendré et périr, ou être détruit, c'est la même chose qu'être combiné et désuni ; être engendré est la même*

____

(1) Du Régime, liv. i.

K

chose qu'être combiné ; être détruit, est la même chose qu'être désuni.

Passant à la Médecine proprement dite, ajoutera Hippocrate, je ne ferai guère qu'une observation, qui doit vous engager à faire beaucoup de réflexions contraires à celles qui vous occupaient. La séméiotique, la partie à laquelle je me suis le plus adonné, surtout pour le pronostic, serait bien plus simple si, comme il est assez facile aujourd'hui, j'avais pu tirer une conséquence exacte des faits. J'aurais moins parlé des signes de mort, si j'avais connu les ressources que l'art peut offrir, et qui n'ont été trouvées qu'après moi. Je finis, en expliquant mon principal aphorisme (1) : *Il faut administrer des médicamens après la coction, mais laisser tout dans le repos pendant la crudité, même au commencement du période de coction, à moins qu'il n'y ait orgasme : or il y en a rarement.* Je sais gré à

____

(1) Aph. 22, liv. i.

mes admirateurs d'avoir spécialement insisté sur cette sentence, qui est la condamnation de tous les Médecins stercoraires ou phlébotomiseurs. Il est évident que j'ai recommandé par cet aphorisme de ne pas donner des remèdes excitans, lorsqu'ils ne pouvaient qu'augmenter l'irritation qui existe au commencement de la plupart des maladies aiguës. Il est encore certain que l'orgasme est un état pénible pour le malade, et qui exige des remèdes. C'est ici qu'il faut expliquer ce que c'est que la coction, qu'on attribue mal à propos à l'effet de la fièvre, puisqu'elle ne la produit pas directement ; fièvre qu'on regarde en général comme salutaire, tandis que, telle qu'on la conçoit, elle ne sert souvent qu'à augmenter le mal. Par coction, j'ai seulement entendu ce temps de la maladie où l'irritation diminue insensiblement, et dans lequel il est encore imprudent d'employer des remèdes violens.

K 2

Puisque j'ai cru devoir faire parler Hippocrate, je crois de même devoir exposer les réflexions utiles que la lecture de ses ouvrages procure à ceux qui les méditent dans l'intention de profiter de tout ce qu'ils offrent de bon.

Je suppose actuellement que les sectateurs de la doctrine hippocratique ne sont pas convaincus par les paroles que j'ai mises dans la bouche du vieillard de Cos. Pour la partie anatomique ou physiologique, ils devront nécessairement recourir aux auteurs modernes, notamment à celui déjà cité, ensuite aux expériences et aux observations : je ne crois pas qu'alors ils veuillent subtiliser pour trouver un *archée* dans les œuvres d'Hippocrate. Pour la partie pathologique, il est essentiel de réfléchir long-temps sur des écrits immortels, quoique je croie qu'on peut réduire à très-peu de conclusions ce qui fait la matière de plusieurs volumes.

L'étymologie appartient à une science minutieuse ; il est pourtant nécessaire de s'y appliquer, quand on veut bien connaître le sens d'un auteur ancien. M. Gardeil a traduit le mot Φαρμακεύειν, *pharmakeuein*, de l'aphorisme en question, par *purger*. On sait que les Grecs se servaient du terme Φάρμακον, *pharmacon*, pour désigner le poison dont ils faisaient usage pour supplicier certaines personnes. Les uns entendent par ce terme la ciguë, et les autres un remède composé. Mais jamais on n'a prétendu que ce poison fût un purgatif, puisqu'on convient que Socrate, qui l'avala, mourut dans une espèce de léthargie et sans convulsion. M. Gardeil lui-même traduit le mot Φαρμακεύειν, par *médicamenter*, dans la même phrase de l'aphorisme, qui se trouve au Traité des Humeurs. C'est là, et dans ce qui précède cette phrase, que nous pouvons prendre une juste idée de la coction : *Il ne faut*, dit Hippocrate, *ni mouvoir*, *ni renouveler*, *soit par des remèdes irritans*, *soit par d'autres*, *ce qui est au moment d'être jugé*, *ou qui est jugé entièrement*, *mais rester en repos*. S'il ajoute : *Il faut administrer des médicamens après la coction*, etc. , c'est pour annoncer qu'il entend par coction l'état d'une maladie qui n'est ni jugée ni prête à l'être, qui n'est point dans son premier période, *la crudité*, et où il n'y a point d'*orgasme*. Ici chaque mot est à sa place. Je ne vois pas pourquoi on regarde uniquement l'orgasme comme une turgescence humorale : il n'y a rien qui ait rapport aux humeurs dans ces expressions, εἰ μὴ ὀργᾷ, *ei me orgá*. Πέπονα, *pepona*, se rapporte aux maladies en général ou aux organes qu'on dispose à la crise. D'ailleurs πέπονα veut aussi-bien dire ce qui est *adouci*, que ce qui est *cuit*; et κινεῖν, *kinein*, qu'on a traduit par *mouvoir*, signifie encore *changer* : enfin , l'orgasme ne peut pas se rapporter à des humeurs.

Ce que je viens de dire est bien confirmé par ce qui suit : *S'il faut évacuer, évacuez par les organes convenables, vers lesquels il y ait de la tendance ; ne jugez point de l'utilité des évacutions par la quantité ; mais examinez si elles sont telles qu'elles doivent être, si elles arrivent en temps opportun, si le malade s'en trouve bien. Il est des cas où il faut affaiblir le malade, même jusqu'à la défaillance ; d'autres fois il faut chercher à détourner le mal ailleurs, ou bien il faut sécher ou humecter, enfin changer l'état du corps. Mais les remèdes qui poussent par les selles sont ordinairement nuisibles.*

Il résulte de cette discussion, qu'on explique mal le principal aphorisme d'Hippocrate, qui annonce formellement qu'il est dangereux de donner des remèdes, soit dans le principe des maladies, soit lorsqu'elles sont jugées ou prêtes à l'être, mais qu'il est essentiel d'administrer des médicamens lorsqu'elles tendent à devenir chroniques, ou qu'il y a une irritation trop considérable : car l'orgasme n'est autre chose que l'irritation ; et ce qu'on a pris pour des indications d'évacuer n'est, à proprement parler, qu'un signe qui demande des tempérans.

Dans la thèse que je soutins pour le baccalauréat, je déclarai, sur l'avis de mes maîtres, que la fièvre était nécessaire pour la coction, et même pour amener une bonne crise. Je disais : *Sanantur morbi chronici per suam in morbos acutos transmutationem.* Je dois relever cette erreur, dans laquelle j'étais alors, que je crois très-grave, d'autant qu'elle se perpétue partout, et qu'elle devient tous les jours plus pernicieuse. Grimaud, M. Pujol et M. Dumas, ont assuré qu'en général la fièvre est très-utile dans les maladies chroniques. J'avoue que la fièvre dont ils vantent les effets, est le remède des maladies qui proviennent d'un défaut d'irritabilité, quoiqu'il valût mieux, dans ces cas, se borner à rétablir l'irritabilité naturelle, si cela était possible, que favoriser des mouvemens désordonnés, tels que cette fièvre. J'avoue encore que c'est à peu près le seul moyen sur lequel nous comptions pour guérir les épaississemens de la lymphe. Mais je déclare que nous ne devrions compter alors que sur l'effet chimique du régime et des médicamens. Si les coagulations de la lymphe n'avaient besoin que de la fièvre, elles ne feraient pas tous les jours le désespoir des Médecins, qui se trouvent si souvent obligés de modérer celle qui survient, s'ils veulent empêcher ou retarder la mort des malades.

Ainsi je suis d'une opinion totalement opposée à celle de M. Pujol, lorsqu'il dit, qu'*on guérit par son moyen les maladies nerveuses, et même quelques affections chaudes* (1).

____

(1) Dissertation sur la fièvre.

K 5

J'ai prouvé que la fièvre était toujours une affection nerveuse, qu'elle pouvait néanmoins provenir d'un défaut d'irritabilité. Mais la fièvre et les maladies nerveuses de M. Pujol sont toujours des affections spasmodiques.

La Société Médicale de Montpellier a eu une idée bien extraordinaire, losqu'elle a proposé pour sujet de prix de « déterminer dans quel cas l'in- » flammation pouvait être utile pour » le traitement des maladies chroni- » ques ». On peut considérer l'inflammation sous trois points de vue, suivant la définition qu'on adopte. Mais soit qu'on la regarde comme une combustion, soit qu'on l'attribue à une irritation avec fièvre générale, soit enfin qu'on ne voie en elle qu'un excès d'irritabilité des vaisseaux capillaires ; dans tous ces cas la suppuration est à craindre : c'est la suite naturelle de l'inflammation. Tous les Auteurs sont d'accord là-dessus.

M. Baumes assure que les bains

froids et les bains de terre sont quelquefois utiles dans la phthisie pulmonaire, *en changeant la mauvaise qualité du pus en une bonne; ce qui s'exécute*, dit-il d'après M. Aubry, *par une fièvre artificielle.* Cette fièvre ne peut absolument être avantageuse que dans la pulmonie pituiteuse, beaucoup plus rare qu'on ne pense, et qui a toujours de l'analogie avec la phthisie tuberculeuse, où la fièvre offre souvent bien des dangers, parce que les tubercules deviennent aisément carcinomateux.

C'est induire les élèves en erreur, que de proclamer comme règle générale ce qui n'est qu'une exception. Or je dis que ce n'est que comme exception qu'on doit admettre la guérison des maladies par la fièvre. En effet, la fièvre, telle qu'on l'entend, est une augmentation de l'irritabilité générale, accompagnée de symptômes spasmod ques, qui finissent souvent par entraîner la suppuration de quelque organe : car les spasmes attirent les humeurs par un mouvement oscillatoire, et déterminent avec elles sur les organes un excès de chaleur propre à les ulcérer. Les spasmes de la tête, quoique les plus effrayans, offrent moins de dangers que ceux des autres parties, parce que la chaleur qui détermine les convulsions ne séjourne pas assez long-temps du côté de la tête pour mettre en suppuration les parties affectées, du moins dans le plus grand nombre de cas.

Dans quelles maladies la fièvre paraît-elle en général salutaire ? n'est-ce pas lorsqu'il faut résoudre des tumeurs aux hypocondres ou aux poumons ? Quoique Selle dise que l'épilepsie a été quelquefois guérie par une fièvre quarte, c'est un cas si rare, qu'on ne peut pas en parler ; et on sait que dans la manie la fièvre détermine des frénésies mortelles. Eh bien, 1.º Hippocrate nous apprend combien la fièvre est dangereuse dans les tumeurs des hypocondres : *Les tumeurs dures et douloureuses dans la région hypocondriaque, sont très-mauvaises si elles occupent toute la région, moins dangereuses lorsqu'elles ne sont qu'au côté gauche. Elles doivent faire craindre dans le principe une mort prochaine. Lorsque la fièvre dure au delà de vingt jours, et que la tumeur ne disparaît point, c'est un signe qu'il y aura suppuration. Les tumeurs molles, sans douleur, et qui cèdent au toucher, ont des crises plus tardives et moins mauvaises. Cependant si la fièvre dure plus de soixante jours, et que la tumeur persiste, il y aura suppuration. Ceci doit être entendu de même des tumeurs placées dans toute autre région du bas ventre* (1).

2.° S'il y a engorgement des poumons, excepté le cas de tubercules muqueux, où la fièvre n'est pas même

______

(1) Traité des Pronostics.

toujours utile, elle est évidemment dangereuse, quoiqu'en dise M. Aubry : car elle augmente la douleur ; et Hippocrate dit : *Toutes les fois que les douleurs de ces parties (autour du poumon) ne s'apaisent point, on doit savoir que la suppuration viendra.* Cette suppuration est d'autant plus à craindre que la fièvre est plus forte : *Il y aura mort, si la fièvre ne s'arrête point ou si, après avoir paru s'arrêter, elle revient avec plus de chaleur.*

Enfin quels sont les symptômes de la fièvre, telle qu'on l'entend ? La définition d'Avicenne nous en donne une idée assez exacte. La voici : *Une chaleur extraordinaire partant du cœur, pour se répandre par le moyen des artères dans le sang, dans la poitrine et dans tout le corps, dont elle dérange les fonctions.* Ainsi toutes les parties du corps souffrent alors, surtout le cœur et les organes de la respiration ; ainsi on supporte le mal avec inquiétude ; la respiration est pénible, la soif violente , la chaleur forte et assez inégale. Lisons le pronostic d'Hippocrate : *Si le malade supporte son mal avec peine ; si sa respiration est embarrassée ; si ses douleurs ne se calment point ; si la soif est considérable ; si le corps éprouve des sensations inégales par l'effet de la fièvre , tous ces symptômes sont mauvais.*

En voilà assez pour prouver qu'on abuse du mot coction, qu'on attribue à la fièvre des vertus qu'elle n'a point, et qu'à l'appui de ces erreurs , et de beaucoup d'autres , on donne de mauvaises interprétations des ouvrages d'Hippocrate.

F I N.

Comme il y a dans cet ouvrage beaucoup de termes qui ne sont connus que des gens de l'art , et d'autres que les savans seuls sont à portée d'apprécier , je les expliquerai du mieux qu'il me sera possible dans le Vocabulaire suivant.

VOCABULAIRE

POUR expliquer les termes scientifiques qui se trouvent dans l'ouvrage précédent (1).

A

ABDOMINAL. L'*abdomen* est le bas ventre. *Voyez* VENTRE.

ABSINTHE, plante très-amère, qui fournit beaucoup d'huile essentielle, ou volatile. L'huile essentielle de l'absinthe étant corrosive, ne s'emploie pas seule, et tout au plus dans une grande quantité de liquide aqueux. *Voyez* AQUEUX. Les feuilles et surtout les sommités, ou le haut des tiges fleuries, sont les parties de l'absinthe dont on se sert ordinairement.

ABSORBANT. Les vaisseaux absorbans sont ceux qui soutirent de l'atmosphère ou du corps, diverses substances qui pénètrent dans leur intérieur pour se rendre dans le sang. *Voyez* VAISSEAU, ATMOSPHÈRE. Ces vaisseaux prennent naissance dans tous les organes , et vont aboutir au tronc lymphatique du côté droit , et principalement à celui du côté gauche , qu'on appelle canal thorachique , pour porter dans les veines la lymphe et le chyle. *Voyez* CHYLE, ORGANE.

ABSTRAIT. C'est souvent le synonyme de

---

(1) Si j'ai mis dans ce vocabulaire d'autres termes que ceux de l'art, c'est pour donner des définitions plus exactes que celles qu'on trouverait dans d'autres livres , que tout le monde n'a pas d'ailleurs sous la main.

métaphysique. *Voyez* MÉTAPHYSIQUE, SYNONYME. Une qualité abstraite est celle qu'on considère en particulier, comme si elle existait indépendamment des êtres physiques. *Voyez* PHYSIQUE. La vertu, la faiblesse, sont des êtres abstraits, c'est-à-dire, qu'on fait abstraction de ce qui est faible ou vertueux. *Voyez* ÊTRE.

ABSURDITÉ. Absurde est au raisonnement ce qu'impossible est aux faits : il peut faire jour et nuit en même temps, est un raisonnement absurde, parce qu'il est impossible que le jour existe en même temps que la nuit.

ACERBE, qui a un goût âpre.

ACESCENT, qui s'aigrit.

ACIDE. Les substances aigres sont des acides faibles : les acides forts sont corrosifs. *V.* CORROSIF. Il y a des acides faibles qui n'ont pas une saveur aigre : on appelle acide toute substance qui rougit la teinture de tournesol, et qui se combine avec les alcalis. *V.*

ALCALI. La teinture de tournesol est la dissolution dans l'eau de ces tablettes bleues qu'on nomme dans le commerce tournesol.

ACRETÉ ou ACRIMONIE, état de ce qui est âcre ou irritant. *Voyez* IRRITABILITÉ.

ADULTE, qui n'est plus enfant.

ADYNAMIQUE. L'adynamie est un défaut de puissance. La puissance des animaux est un effet de l'irritabilité : ainsi l'adynamie doit être définie un défaut d'irritabilité. *Voyez* IRRITABILITÉ.

AFFECTION, se dit au physique et au moral, c'est-à-dire, que ce mot exprime les passions et les dérangemens du corps. *Voyez* PHYSIQUE, MORAL.

AFFLUX, transport vers certaines parties d'une humeur abondante. *Voyez* HUMORISTE.

AIGU. On appelle maladies aiguës celles qui ne sont pas d'une longue durée.

ALBUMINEUX. L'*albumen*, ou albumine, est un liquide concrescible par la chaleur. *V.* CONCRESCIBLE. Il faut, pour cet effet, une chaleur d'environ quarante degrés au thermomètre de Réaumur. *Voyez* TEMPÉRATURE.

ALCALI, substance âcre qui verdit le sirop de violette, et qui se combine avec les acides. *Voyez* ACIDE, ACRETÉ, COMBINAISON. On ne connaît que la composition de l'alcali volatil, ou ammoniaque, qui résulte de l'hydrogène et de l'azote. *Voyez* HYDROGÈNE, AZOTE.

ALLIACÉES, plantes analogues à l'ail. *Voyez* ANALOGIE. M.ʳ C. L. Cadet vient de prouver que le principe âcre de l'ail était une huile essentielle caustique et plus pesante que l'eau. *Voyez* CAUSTIQUE, ESSENTIEL. Il a fait voir que l'âcreté de l'oignon et de l'échalotte dépendait d'un principe plus volatil, qui ne laissait aucune trace d'huile essentielle.

ALLONGÉE (MOELLE). *Voyez* MOELLE.

ALOÈS, genre de plan-tes de la famille des lis. Le suc qui porte ce nom est tiré de l'aloès succo-trin. Ce suc est résineux et inflammable. *Voyez* RÉSINEUX.

ALVINE. Les déjec-tions alvines sont celles du bas ventre. *V.* DÉJECTION, VENTRE.

ANALEPTIQUE, res-taurant, ou plutôt nu-tritif. *Voyez* NUTRITIF.

ANALOGIE. Une chose est analogue à une autre lorsqu'il n'est pas possi-ble d'établir une grande différence entr'elles.

ANALYSE, décompo-sition. *Voyez* DÉCOMPOSITION.

ANATOMIE, dissec-tion. C'est la division du corps en divers orga-nes. *Voyez* ORGANE.

ANIMAL, corps ani-mé. Tout corps organisé est animé, puisque les plantes sont sujettes à la la vie et à la mort ; mais on ne donne le nom d'a-nimal qu'aux êtres qui peuvent mouvoir leur masse de leur propre vo-lonté. *Voyez* MASSE, ÊTRE, ORGANE. Une matière tirée des ani-maux s'appelle matière

animale. *Voyez* MA-
TIÈRA.

ANIMISTE , Médecin qui croit que l'ame intelligente agit directement sur les organes. *V.* INTELLIGENT, ORGANE.

ANOREXIE , défaut d'appétit , manque de faim.

ANTAGONISTE, combattant. Les antagonistes sont ordinairement des personnes qui soutiennent des avis opposés.

ANTIMONIÉ. L'antimoine est une espèce de métal qui sert à plusieurs remèdes.

ANTIPHLOGISTIQUE , rafraîchissant.

ANTISEPTIQUE, contraire à la pourriture.

ANTISPASMODIQUE , contraire aux spasmes. *Voyez* SPASMODIQUE.

APÉRITIF. *Voyez* INCISIF.

APHORISME , courte sentence.

APPROXIMATIF , qui s'approche de la vérité. On se sert surtout de ce mot pour les calculs qui ne sont pas tout-à-fait exacts.

AQUEUX, qui contient beaucoup d'eau.

ARCHÉE , le premier , celui qui commande.

AROME , principe volatil qui produit l'odeur. *Voyez* PRINCIPE.

ARTÈRE. Les artères sont des vaisseaux qui vont du cœur jusqu'au système capillaire. *Voy.* CAPILLAIRE , COEUR , SYSTÉMATIQUE Le sang est rouge dans les artères, excepté dans la pulmonaire. *Voyez* PULMONAIRE.

ARUM , pied de veau. C'est une plante dont la racine est très - àcre. *Voyez* ACRETÉ. C'est un fort expectorant, c'est-à-dire, que cette racine irrite beaucoup la trachée-artère. *Voy.* TRACHÉE-ARTÈRE, IRRITABILITÉ.

ASSIMILER , rendre semblable. On n'assimile pas réellement les alimens à sa substance ; mais comme cela paraît être ainsi, on se sert de cette expression. *Voyez* SUBSTANCE, NUTRITIF.

ASTHÉNIQUE , qui est sans force. Ce mot est vague , et synonyme d'adynamique. *V.* ADYNAMIQUE , SYNONYME.

ASTRINGENT, resserrant.

ATAXIE, irrégularité. On appelle fièvre ataxique, celle dont les périodes sont difficiles à connaître. *Voy.* PÉRIODIQUE, FÉBRILE. Les maladies ataxiques sont les mêmes que les insidieuses. *V.* INSIDIEUX.

ATMOSPHÈRE, c'est l'air qui environne la terre, et qui est chargé de toute sorte de vapeurs. *Voyez* VAPEUR.

ATONIE, défaut de ton. *Voyez* TONIQUE.

ATRABILE, bile noire. La bile paraît devenir noire en se combinant avec beaucoup d'oxygène. *Voyez* OXYGÈNE.

ATTRACTION, effet d'une cause inconnue, qui fait que les corps se rapprochent les uns des autres. *Voy.* CORPS. Newton a prouvé que les corps placés à un certain éloignement, s'attirent en raison directe des masses, et en raison inverse du carré des distances *V.*MASSE.

AZOTE, qui n'est pas propre à la vie, se dit spécialement du gaz qui forme à peu près les trois quarts de l'air atmosphérique. *Voy.* ATMOSPHÈRE, GAZ.

B

BACCALAURÉAT, grade de bachelier.

BASE, fondement, principe. *V.* PRINCIPE. Les Chimistes appellent base des acides le principe qui est combiné avec l'oxygène. *Voyez* ACIDE, OXYGÈNE, CHIMIE.

BILE. *Voyez* FOIE.

BLANC DE BALEINE, ou ADIPOCIRE, espèce de résine animale intermédiaire entre la graisse et la cire. *Voyez* RÉSINEUX.

BRYONNE, plante de la famille des courges. Sa racine est un purgatif très-âcre. *V.* ACRETÉ.

BULBE, espèce de racine.

BUTIREUX, qui a rapport au beurre.

C

CALCAIRE, qui contient beaucoup de chaux. La terre calcaire est une combinaison d'acide carbonique et de chaux. *Voyez.* CARBONIQUE, ACIDE.

CALORIQUE, chaleur cachée, ou imperceptible. La chaleur elle-même n'est que le calorique qui se combine avec nos organes. *Voyez* COMBINAISON.

CAMPHRE. C'est le suc concret d'une espèce de laurier. Ce suc a du rapport avec les huiles volatiles. *Voy.* CONCRESCIBLE.

CANELLE, seconde écorce d'une espèce de laurier qui croît dans l'Inde et à Ceylan ; elle contient une assez grande quantité d'huile volatile caustique. *Voyez* CAUSTIQUE.

CANINE. La faim canine est une faim dévorante presque continuelle.

CANTHARIDE. C'est un insecte d'un vert doré, qui ressemble au premier aspect à une mouche, et qui contient des principes très-àcres. *V.* ACRETÉ.

CAPILLAIRE, qui ressemble à des cheveux. Les plus petits vaisseaux sont appelés capillaires. *Voyez* VAISSEAU. En parlant de tous ces vaisseaux, on dit, le système capillaire. *V.* SYSTÉMATIQUE.

CARBONIQUE. L'acide carbonique est celui qui provient de la combinaison du carbone, ou charbon pur, avec l'oxygène. *Voy.* OXYGÈNE, COMBINAISON.

CARCINOMATEUX. Le carcinome est une espèce de cancer. Le cancer est une tumeur accompagnée de douleurs lancinantes, c'est-à-dire, très-piquantes, et entourée ordinairement de veines gonflées, qu'on nomme varices. *Voyez* VAISSEAU.

CARTILAGE, partie souple et solide qui tient de la nature des os. *V.* OSSIFICATION, NATURE. Il paraît que les cartilages ne sont que des paquets de tissu cellulaire serré. *V.* CELLULAIRE.

CASÉEUX, qui a rapport au fromage. Le fromage est une substance glutineuse. *V.* GLUTEN. Le fromage contient naturellement un mucilage. *Voyez* MUCILAGE.

CATARRHE, fluxion, afflux d'humeurs sur certaines parties. *V.* AFFLUX, HUMORISTE.

CAUSTIQUE, qui brûle. On donne ce nom aux substances corrosives. *Voyez* CORROSIF.

CELLULAIRE. Le tissu cellulaire est ainsi appelé, parce qu'il forme une foule de cellules qui communiquent les unes avec les autres. Ce tissu est la base de tous les solides du corps. *Voyez* BASE. Le tissu cellulaire a des fibres particulières, de même que toutes les parties organisées. *Voyez* FIBREUX.

CÉPHALALGIE, douleur de tête aiguë. *Voy.* AIGU.

CÉRÉALE. Les graines céréales sont celles dont on peut faire du pain. Comme on ne peut guère se passer de ces graines, on les a regardées comme des présens de Cérès, déesse de l'agriculture.

CÉRÉBRAL. *Voy.* CERVEAU.

CERVEAU, organe mou, placé dans l'intérieur de la tête, communiquant avec la moelle allongée, et séparé du cervelet par un repli de la dure-mère, en forme de cloison, qu'on nomme tente. *Voy.* MOELLE ALLONGÉE. Le cervelet est un organe mou, qui ne forme pas une partie du *sensorium*, quoiqu'il communique avec la moelle alongée, parce qu'il ne reçoit aucun nerf. *Voyez* SENSORIUM, NERVEUX. La dure-mère est une membrane fibreuse qui enveloppe le cerveau. *Voy.* MEMBRANE, FIBREUX. Le cerveau communique avec deux paires de nerfs, savoir, avec la première paire, ou les nerfs olfactifs, qui procurent les sensations des odeurs, et avec la deuxième paire, ou les nerfs optiques, qui transmettent les émanations des corps lumineux, c'est-à-dire, l'impression de la lumière. *Voyez* SENSATION.

CHAOS, gouffre, confusion.

CHIMIE. *V.* CHYMIE.

CHOLERA-MORBUS, maladie bilieuse, accompagnée de grands vomissemens et de diarrhées presque continuelles. *Voyez* FOIE.

CHRONIQUE, qui dure long-temps.

CHYLE. C'est le suc des alimens après la digestion. *Voy*. DIGESTION.

CHYMIE, partie de la physique, relative à la décomposition des corps et à leur récomposition. *Voyez* DÉCOMPOSITION, PHYSIQUE.

CIGUE, plante ombellifère, incisive et un peu narcotique. *V.* OMBELLIFÈRE, INCISIF, NARCOTIQUE.

CIRCULATION, mouvement en cercle. On a comparé le cours du sang à un mouvement circulaire, parce qu'il n'éprouve point d'interruption. Ce cours forme, pour ainsi dire, un double cercle : car le sang qui va aux extrémités supérieures par l'artère aorte ascendante, et qui revient par la veine cave supérieure, a une circulation presque séparée du sang qui sort par l'aorte descendante, et

qui remonte par la veine cave inférieure. *Voyez* ARTÈRE, VAISSEAU.

COAGULER, épaissir un liquide sans y combiner aucune substance solide. La coagulation provient ordinairement de ce que la matière solide qui était combinée avec l'eau, ne peut plus s'y dissoudre. *Voy*. DISSOLUTION.

COCHLEARIA, plante crucifère, qui contient un principe volatil assez âcre. *Voy*. ACRETÉ, CRUCIFÈRE. C'est le suc de cette plante qu'on emploie ordinairement ; on se sert aussi de son esprit ardent. *Voy*. SPIRITUEUX.

COCTION. Une maladie se cuit, ou est dans un état de coction, lorsqu'elle s'adoucit peu à peu.

COEUR. C'est un muscle creux, qui reçoit le sang noir dans son oreillette et son ventricule droits. *Voyez* MUSCLE. Les oreillettes sont des sacs musculeux situés à la base du cœur, l'un d'un côté, l'autre de l'autre, unis ensemble par une cloison interne et par des fibres communes externes, comme le sont les ventricules. *V.* FIBREUX. Les ventricules sont les deux cavités principales du cœur. Cet organe transmet le sang noir, qu'il a reçu de la veine cave, à l'artère pulmonaire, qui le porte au poumon. *Voy.* ARTÈRE. Le cœur reçoit encore le sang rouge du système capillaire du poumon par les veines pulmonaires, dans l'oreillette et le ventricule gauches, et le fait passer au système capillaire général par le moyen des artères. *V.* CAPILLAIRE. Le cœur est placé antérieurement presque au milieu et au bas de la poitrine. *Voyez* POITRINAIRE. Sa pointe est au côté gauche.

COLIQUE, douleur de l'intestin *colon*. C'est le plus grand des gros intestins : il s'étend en forme d'arc depuis le nombril jusqu'au bas de l'hypocondre gauche. *Voy.* INTESTIN, HYPOCONDRE. Comme cet intestin est souvent affecté, on a

donné le nom de colique à toutes les douleurs du bas-ventre: *Voyez* VENTRE.

COLLIQUATION. La colliquation est une grande fluidité du sang, qui est presque toujours la suite de sa décomposition. *Voy.* DÉCOMPOSITION, FLUIDE.

COMBINAISON, mélange réel, qui fait que deux substances différentes n'en forment plus qu'une. *V.* SUBSTANCE.

COMBUSTION, état d'un corps qui brûle. *Voy.* CORPS.

COMPACTE, dense. Il ne se dit qu'en parlant des solides *Voy.* DENSE.

COMPLICATION, composition dont il est difficile de connaître les élémens. *V.* ÉLÉMENT.

CONCEPTION. *Voy.* INTELLIGENT.

CONCLUSION, conséquence. C'est une réunion de plusieurs idées, sur lesquelles on porte son jugement. *Voyez* JUGEMENT.

CONCRESCIBLE, qui peut devenir concret, c'est-à-dire, ramassé en corps solide.

CONDENSATION,

CONDENSATION. Un corps condensé est celui qui a augmenté sa densité. *Voy.* DENSE.

CONSÉQUENT, qui tire de bonnes conséquences. *Voyez* CONCLUSION.

CONTRACTILITÉ, faculté de se contracter, de se resserrer. La contraction de la fibre animale est son raccourcissement. *Voy.* FIBREUX.

CONTUSION, meurtrissure, compression violente de quelque partie du corps.

CONVULSIF. La convulsion est un spasme violent. *Voy.* SPASMODIQUE.

COQUELUCHE, toux convulsive, qui vient par quintes. Les quintes de toux sont des périodes pendant lesquels on tousse beaucoup, et qui succèdent à d'autres périodes pendant lesquels on ne tousse guère. *Voy.* PÉRIODIQUE.

CORDIAL, qui ranime le cœur, restaurant.

CORPS, substance matérielle. *V.* MATIÈRE. Quand on dit simplement le corps, c'est du corps humain qu'il est question.

CORROSIF, qui ronge. On appelle corrosives les substances qui brûlent ou dissolvent nos organes. *Voy.* DISSOLUTION, ORGANE.

CRÈME DE TARTRE, ou TARTRITE ACIDULE DE POTASSE, sel résultant de l'acide tartareux combiné avec un peu de potasse. *Voy.* POTASSE, ACIDE. On ne connaît pas la base de l'acide tartareux. *Voy.* BASE. La crème de tartre est le tartre des tonneaux lorsqu'on l'a purifié d'un principe extractif surabondant. *Voy.* EXTRACTIF.

CRISE, jugement, terminaison.

CRUCIFÈRE. Les plantes crucifères sont celles qui ont quatre pétales disposées en croix. Les pétales sont des parties de la corolle, ou fleur colorée.

CUCURBITACÉES, plantes de la famille des courges.

CURATION, traitement d'une maladie, guérison.

CUTANÉ, qui a rapport à la peau. La peau

comprend non - seulement l'épiderme, ou surpeau, partie qui ne paraît pas organisée, mais encore le derme, ou la peau proprement dite, qui est un tissu intermédiaire entre le cellulaire et le fibreux. *Voy.* FIBREUX, CELLULAIRE, ORGANE. Le corps réticulaire, qui est composé de vaisseaux capillaires, et qui donne la couleur à la peau, peut être considéré comme une partie du derme, de même que les papilles, ou extrémités des nerfs, qui fournissent les sensations du toucher. *Voy.* NERVEUX, CAPILLAIRE.

D

DÉCOMPOSITION. Un corps décomposé est réduit à ses parties simples.

DÉJECTIONS, matières qui sortent du corps, principalement par le dos.

DÉLÉTÈRE, qui détruit, qui est malfaisant. Il ne se dit guère que des mauvaises qualités de l'air, et des poisons.

DÉLIRE, aliénation d'esprit aiguë. *Voy.* ESPRIT, AIGU. L'aliénation d'esprit est cet état où l'on a des rêves pendant la veille. *V.* RÊVE.

DÉMENCE, aliénation d'esprit non aiguë, c'est-à-dire, chronique. *Voy.* DÉLIRE, CHRONIQUE.

DENSE. La densité résulte de la pesanteur : plus un corps est pesant sous le même volume, plus il est dense. La densité est l'opposé de la raréfaction. *Voy.* RARÉFACTION.

DÉRIVATION, révulsion peu éloignée de l'endroit malade. *Voy.* RÉVULSIF.

DÉVIATION, changement de voie. On dévie une maladie lorsqu'on la change de place.

DIACODE. Le syrop diacode est fait avec les têtes de pavot.

DIAGNOSTIC, connaissance des intempéries du corps par les signes qui les caractérisent.

DIARRHÉE, flux par le dos. Les diarrhées sont des selles fréquentes qui ne sont pas accompagnées des douleurs considérables qui caractérisent la dyssenterie.

DIÈTE, régime. *Voy.* RÉGIME.

DIGESTION, dissolution des alimens par les sucs digestifs, qui sont la salive, le suc gastrique, le suc pancréatique, etc. *V.* SALIVE, GASTRIQUE, PANCRÉATIQUE. On comprend quelquefois dans la digestion, l'absorption du chyle. *Voyez* CHYLE, ABSORBANT.

DISSOLUTION, combinaison d'un corps avec un fluide. Toute substance dissoute diminue sa densité, et se trouve toujours fluide. *Voyez* FLUIDE, DENSE, COMBINAISON.

DIURÉTIQUE, qui augmente l'écoulement des urines. *Voy.* URINE.

DOCTRINE, réunion de préceptes pour l'enseignement d'une science.

DOUCHE, chute d'eau sur une partie du corps. *Voy.* CORPS.

DYSPEPSIE, coction difficile des alimens, digestion pénible. *V.* DIGESTION.

E

ECONOMIE. L'économie animale est l'ordre qui résulte de l'arrangement des parties du corps des animaux. *V.* ANIMAL, CORPS.

ECRÈMÉ, dont on a ôté la crème. La crème du lait est le beurre avec un peu de fromage. *Voyez* CASÉEUX.

EFFICIENT, qui produit directement.

ELASTICITÉ. Un corps élastique est celui qui se rétablit dans son premier état, après avoir été comprimé. *Voy.* CORPS.

ELECTRICITÉ. Le fluide électrique est celui qui s'amoncelle par le frottement sur certains corps, notamment sur le verre et sur les nuages, et qui tend à se mettre en équilibre lorsque le frottement cesse. Ce fluide a beaucoup de rapport avec le calorique et la lumière, quoiqu'il s'amasse sur certains corps sans affecter nos sens, et par le plus simple contact, comme dans le galvanisme. *V.* GAL-

VANIQUE, CALORIQUE, FLUIDE.

ÉLÉMENT, être composé des parties les plus simples. *Voy.* ÊTRE.

ÉMÉTIQUE, qui excite le vomissement.

ÉMULSIF. Une émulsion est un lait végétal. *Voy.* VÉGÉTAL.

ENCYCLOPÉDIE, instruction circulaire, ouvrage qui renferme toutes les connaissances.

ENTHOUSIASME, exaltation d'esprit, qui nous fait admirer certaines choses comme si elles étaient divines.

ÉPILEPTIQUE. L'épilepsie, ou mal caduc, est une maladie qui surprend par la rapidité avec laquelle elle détermine des spasmes très-violens, surtout aux environs des glandes salivaires. *Voy.* SPASMODIQUE, GLANDE, SALIVE.

ESPRIT. Ce mot veut dire proprement substance subtile, ou volatile. On s'en sert pour exprimer, soit des substances immatérielles, soit des modifications de l'intelligence. *Voy.* INTELLI-

GENT, IMMATÉRIEL, MODIFIER, SPIRITUEUX. Quand on dit simplement l'esprit, c'est de l'intelligence humaine qu'il est question.

ESSENTIEL. L'essence est la partie principale des êtres. Une huile essentielle est une huile volatile ou qui fournit beaucoup d'arome. *Voy.* AROME. L'essence signifie encore une qualité nécessaire.

ESTOMAC, organe musculaire, recouvert d'une membrane muqueuse. *Voy.* MUSCLE, MEMBRANE, MUQUEUX. L'estomac est placé sous le diaphragme, qui est un muscle large et mince qui sépare la poitrine du bas ventre. L'estomac communique par son orifice supérieur et gauche, qui, étant voisin du cœur, porte le nom de *cardia*, avec l'œsophage, organe intermédiaire entre l'estomac et le pharynx, ou gosier. L'estomac communique encore avec les intestins par le pylore, ou son orifice inférieur et droit. *Voyez*

COEUR, INTESTIN.

ETRE, ce qui existe réellement, ou par abstraction. *V.* ABSTRAIT.

ETYMOLOGIE, véritable signification des mots.

EVACUANT. Les remèdes évacuans sont ceux qui vident le corps ; on donne surtout ce nom aux émétiques et aux purgatifs. *V.* EMÉTIQUE, LAXATIF.

· EVAPORATION, dissolution dans l'air d'un liquide, ou d'un solide. *Voyez* DISSOLUTION. Toute évaporation absorbe de la chaleur.

EVIDENT. L'évidence est la certitude qui paraît au premier abord.

EXCRÉMENTITIEL. Les excrémens sont les matières qui doivent être rejetées du corps, et qui deviennent nuisibles lorsqu'elles y séjournent trop long-temps. *Voyez* CORPS.

EXHALANT. L'exhalation ne diffère de la sécrétion qu'en ce que les organes sécréteurs sont beaucoup plus compliqués. *Voy.* SÉCRÉTION, COMPLICATION.

EXPÉRIENCE. Une expérience est un essai. L'expérience est le résultat des observations d'un ou de plusieurs hommes. On dit, une expérience physique, l'expérience des Médecins. *Voyez* PHYSIQUE.

EXTRACTIF, ou MATIÈRE EXTRACTIVE. La partie extractive des végétaux est soluble dans l'eau, et en partie dans l'esprit de vin ; elle a une saveur marquée ; elle est ordinairement brune dans les végétaux, rousse dans les animaux. *Voyez* VÉGÉTAL, DISSOLUTION, SPIRITUEUX. Cette matière fortement chauffée, répand l'odeur du sucre brûlé ; elle se boursoufle bientôt, et son odeur devient alors acide piquante. *Voyez* ACIDE. Séchée, et exposée à l'air, elle en attire l'humidité ; elle s'aigrit lorsqu'elle elle est humectée, se moisit, et finit par se pourrir. *Voy.* PUTRESCIBLE.

EXTRAIT. On donne le nom d'extrait au suc des végétaux ou des animaux lorsqu'il est épaissi , principalement s'il a été retiré après une infusion ou une décoction dans l'eau. La décoction diffère de l'infusion , en ce que l'eau doit bouillir pour la première , et non pour la seconde.

EXTRÉMITÉ. Les extrémités du corps sont , depuis l'épaule , qui en fait partie , jusqu'au bout des doigts , et depuis les os du bassin, qui font partie du tronc, jusqu'au bout des orteils. Le tronc du corps comprend le cou, l'épine du dos et le bassin, c'est-à-dire , depuis la tête jusqu'aux cuisses , sauf les extrémités supérieures. *Voyez* CORPS.

F

FÉBRILE. La fièvre est un état de maladie accompagné de froid , ou de chaleur, ou de sueur. En général on ne donne le nom de fièvre qu'à la fréquence du pouls. *V.* POULS.

FÉCULE. gelée sèche, mucilage pur. *Voy.* MUCILAGE.

FERMENTATION , décomposition naturelle des corps humides. *Voy.* DÉCOMPOSITION.

FIBREUX. La fibre est une ligne solide des corps organisés. *Voyez* ORGANE. Le tissu fibreux est celui dont les fibres sont très - apparentes.

FIBRINE , partie fibreuse du sang. Le sang bien lavé présente une masse fibreuse qui ressemble à un muscle. *V.* MUSCLE.

FIXE , solide , qui n'est pas volatil.

FLUIDE. Les fluides sont les substances qui coulent , c'est-à-dire , les matières liquides , les gazeuses , et toutes celles qui sont invisibles ou impalpables. *V.* GAZ.

FOIE. Le foie est une glande conglomérée, convexe en dessus , concave en dessous, placée dans l'hypocondre droit. *Voyez* HYPOCONDRE , GLANDE. Le foie sécrète la bile. *Voyez* SÉCRÉTION. La bile est une humeur composée de résine, de soude , ou alcali minéral, et d'albumine. *Voyez* RÉSINEUX, MINÉRAL, ALBUMINEUX. La bile se rend par un canal, nommé cholédoque, dans le *duodénum*, qui est le premier des intestins. *V.* INTESTIN. Une partie de cette humeur va et séjourne dans la vésicule du fiel, qui est un organe creux, peu musculaire, recouvert intérieurement d'une membrane muqueuse, et extérieurement d'une membrane séreuse, ou lymphatique. *V.* MUSCLE, MEMBRANE, MUQUEUX, LYMPHATIQUE. La vésicule est placée dans la partie concave du foie, avec lequel elle communique par les conduits biliaires; elle est comprimée dans certaines circonstances, notamment lorsque l'estomac est plein. *V.* ESTOMAC. Alors la bile qu'elle contient va au *duodénum* par le canal qu'on appelle cystique.

FONDANT. *V.* INCISIF.

FRÉNÉSIE. *V.* PHRÉNÉSIE.

FRICTION, frottement de la peau. *V.* CUTANÉ.

FUGACE, volatil.

G

GALÉNISTE, sectateur de Galien. *V.* SECTATEUR.

GALLINACÉE. La gent gallinacée est composée de tous les animaux qui ont de l'analogie avec le coq. *V.* GENT, ANALOGIE.

GALLIQUE. L'acide gallique est celui qu'on retire plus particulièrement des noix de galle. *V.* ACIDE. Les noix de galle sont des excroissances qui viennent sur les chênes.

GALVANIQUE. Le galvanisme est l'électricité découverte par Galvani. Cette électricité, qui a d'abord été remarquée sur les animaux, est surtout sensible lorsqu'on emploie le contact de certains métaux arrangés comme dans la pile de Volta. *V.* PILE.

GANGLION, petit corps d'où partent une infinité de filets nerveux. *V.* NERVEUX. Les ganglions sont plus généralement placés le long de l'épine du dos.

GANGRÈNE , extinction totale de l'irritabilité. *V.* IRRITABILITÉ.

GASTRIQUE, qui vient de l'estomac. *V.* ESTOMAC.

GAZ , matière invisible qui ressemble à l'air. *V.* MATIÈRE.

GÉLATINE, mucilage des animaux propre à faire de la gelée. *V.* MUQUEUX.

GÉNÉRATION , faculté d'engendrer. On n'emploie ce mot que pour caractériser la production des êtres organisés. *V.* ORGANE.

GENT , réunion d'un grandnombre d'animaux qui ont le même caractère. *V.* ANIMAL.

GERME , être peu apparent et susceptible d'un grand développement. *Voyez* ÊTRE.

GLANDE. La division des glandes en conglobées et en conglomérées n'est pas exacte : les glandes conglobées sont des pelotons de tissu cellulaire dans lesquels les vaisseaux lymphatiques se ramifient. *V.* LYMPHATIQUE, CELLULAIRE. Les glandes conglobées n'ont presqu'aucun rapport avec les glandes sécrétoires. *V.* SÉCRÉTION. Toutes les glandes conglomérées servent à des sécrétions.

GLOTTE, ouverture de la trachée - artère. *V.* TRACHÉE-ARTÈRE. Les alimens passent sur la glotte avant d'aller au gosier qui conduit à l'estomac. L'épiglotte fait que les alimens n'entrent pas dans la glotte : c'est un cartilage élastique percé par quantité de trous qui sont cachés par une membrane muqueuse. *V.* ESTOMAC, CARTILAGE, MEMBRANE, MUQUEUX.

GLUTEN. La matière glutineuse est tenace, très-élastique, et devient de plus en plus gluante à mesure que l'eau qui l'imprègne s'évapore. *V.* ÉLASTICITÉ, ÉVAPORATION. Elle présente à l'œil un réseau qui imite le tissu des membranes des animaux. *Voyez* MEMBRANE. Quoique cette matière doive sa souplesse à l'humidité, elle est insoluble dans l'eau. *Voyez* INSOLUBLE. Chauffée, elle se retire, se contracte. *Voyez* CON-TRACTILITÉ. Elle est soluble dans les acides. *V.* ACIDE. Brûlée, elle exhale une odeur fétide.

GOMME, mucilage sec. *Voyez* MUCILAGE.

GYMNASTIQUE, ce qui concerne les exercices du corps. *Voyez* CORPS.

H

HECTIQUE. La fièvre hectique, ou étique, est une fièvre lente caractérisée par la maigreur du malade, par une chaleur du corps et une fréquence du pouls qui augmentent le soir, et après les repas. *Voyez* POULS, FÉBRILE. Dans la fièvre hectique, la chaleur est plus sensible à la paume des mains qu'aux autres parties du corps, et il y a des sueurs nocturnes.

HOMOGÈNE, qui est de même nature. *Voyez* NATURE. On ne se sert de ce mot qu'en parlant des matières inanimées, c'est-à-dire, sans organes. *Voyez* MATIÈRE, ORGANE.

HUMORISTE, Médecin qui ne considère que les humeurs. Les humeurs sont les liquides du corps. *Voyez* CORPS.

HYDROGÈNE, qui engendre l'eau, ou qui est engendré par l'eau.

HYDROPHOBE, qui fuit l'eau, qui a horreur de ce liquide.

HYDROPISIE. Les hydropiques sont les malades infiltrés : le œdèmes sont des hydropisies petites et peu graves ; la leucophlegmatie est une hydropisie générale qui n'est pas considérable, et qui ne diffère de l'hydropisie anasarque, que parce que celle-ci est beaucoup plus grave. L'hydropisie est précisément une tumeur aqueuse, ou plutôt séreuse puisque le liquide qui infiltre les organes des hydropiques, est presque toujours de la nature de la sérosité du sang, c'est-à-dire, qu'il est albumineux. *Voyez* ALBUMINEUX, AQUEUX, NATURE, ORGANE.

HYGIÈNE, ce qui concerne la santé.

HYPOCONDRE, espace

L 5

du corps placé de chaque côté au-dessous de la poitrine, au-dessus du rein, et à côté de l'estomac. *V.* POITRINAIRE, REIN, ESTOMAC.

HYPOTHÈSE, supposition. Une hypothèse est une réunion d'idées fournies par la mémoire. *Voyez* IDÉE, MÉMOIRE.

I

IDÉE, image que les sensations transmettent à notre esprit. *Voyez* SENSATION, ESPRIT. L'idée n'est, à proprement parler, que la sensation elle-même.

IGNAME, plante de la famille des lis.

ILLUSION, apparence résultant de l'imagination. L'imagination est la faculté de former des hypothèses. *Voyez* HYPOTHÈSE.

IMMATÉRIEL, qui ne contient point de matière. *Voyez* MATIÈRE.

INCLÉMENCE, rigueur.

INCISIF, dissolvant. *Voyez* DISSOLUTION. Les remèdes incisifs sont ceux qu'on prescrit dans le dessein de pénétrer dans les humeurs épaisses pour les rendre plus fluides. Ces remèdes deviennent ainsi désobstruans. *Voyez* OBSTRUCTION.

INCOHÉRENT, qui ne s'accorde point.

INCURABLE, inguérissable.

INDIVIDU, qui ne peut pas se diviser en deux êtres de même forme. On ne le dit que des substances organisées. *V.* ORGANE.

INFLAMMATOIRE, qui dispose à l'inflammation. L'inflammation d'un organe est sa combustion. *Voyez* COMBUSTION, ORGANE.

INNOVER, produire des choses nouvelles.

INORGANIQUE, ou INORGANISÉ, sans organes *Voyez* ORGANE.

INSIDIEUX. Les maladies insidieuses sont celles qui tendent, pour ainsi dire, des pièges, c'est-à-dire, qu'elles sont très-dangereuses quoiqu'elles paraissent bénignes.

INSOLUBLE. Ce qui est soluble peut se dissoudre ; ce qui est insoluble ne peut pas être dissous. *Voyez* DISSOLUTION.

INTELLIGENT. L'intelligence n'est autre chose qu'une grande conception. La conception est la faculté de recevoir un certain nombre d'idées exactes. *Voyez* IDÉE.

INTEMPÉRIE, état de ce qui n'est pas tempéré , dérangement du corps. *Voyez* CORPS.

INTERMITTENT , qui n'a lieu que par périodes. *Voyez* PÉRIODIQUE. Une maladie intermittente est celle où hors des accès on paraît être en état de santé.

INTERPOSÉ , placé dans les intervalles.

INTERSTICE, intervalle entre deux parties de matière. *V.* MATIÈRE.

INTESTIN. Les intestins sont placés dans le bas ventre , et font continuation avec l'estomac en s'abouchant avec le pylore , qui est son orifice inférieur. *V.* VENTRE, ESTOMAC. Il y a trois intestins grêles ; ce sont les premiers qui viennent après l'estomac. Les gros intestins sont aussi au nombre de trois , ils contiennent les excrémens. *V.* EXCRÉMENTITIEL.

IPÉCACUANHA , racine d'une espèce de violette , qui est émétique. *Voyez* ÉMÉTIQUE.

IRRITABILITÉ , faculté qu'ont les organes de s'irriter. L'irritation amène presque toujours la contraction. *Voyez* CONTRACTILITÉ.

JUGEMENT. Juger , c'est déterminer les mouvemens ou les qualités des êtres. *Voyez* ÊTRE.

L

LABORATOIRE. Le laboratoire des chymistes est l'endroit où ils font leurs expériences. *V.* CHYMIE , EXPÉRIENCE.

LATENTE. La chaleur latente est celle qui est cachée.

LAXATIF , qui relâche. Ce mot exprime ce qu'on connaît vulgairement sous le nom de purgatif , c'est-à-dire , ce qui provoque les selles. Ce n'est qu'en irritant le canal intestinal, et en augmentant le mouvement péristaltique que les remèdes laxatifs agissent. *Voyez* PERISTALTIQUE, INTESTIN, IRRITABILITÉ.

LÉSION, blessure, affection. *V.* AFFECTION.

LETHARGIE, sommeil maladif et tranquille.

LEUCOPHLEGMATIE. *V.* HYDROPISIE.

LIQUEUR D'HOFFMANN, espèce d'éther. L'éther est une liqueur volatile, composée avec l'esprit de vin et un acide. Il est reconnu que c'est la combinaison de l'oxygène avec l'esprit de vin qui constitue l'éther. *V.* SPIRITUEUX, ACIDE, OXYGÈNE.

LYMPHATIQUE. La lymphe est la sérosité albumineuse du sang. *Voyez* ALBUMINEUX. Les vaisseaux lymphatiques, qui contiennent aussi une espèce de lymphe, sont particulièrement les vaisseaux absorbans, quoique dans les glandes conglobées, ces vaisseaux paraissent devenir exhalans. *V.* ABSORBANT, EXHALANT, GLANDE.

M

MACHINE. La machine électrique ordinaire est composée d'un plateau de verre qu'on électrise, en le frottant contre des coussins par le moyen d'une manivelle qu'on tourne. *V.* PLATEAU, ÉLECTRICITÉ. Des pointes de métal soutirent l'électricité qui s'amasse sur le plateau, et la transmettent au conducteur. Le conducteur est une partie métallique arrondie qui communique avec les pointes.

MAGNÉSIE, espèce de terre.

MAMMIFÈRE, animal qui porte des mamelles. *Voyez* ANIMAL.

MANIAQUE. La manie est la même maladie que la démence. *V.* DEMENCE.

MANIOC, plante de la famille des euphorbes. Les euphorbes sont en général des plantes très-âcres. *Voyez* ACRETÉ.

MANUSCRIT, écrit à la

main, ouvrage qui n'est pas imprimé.

MARTIAUX, ferrugineux, remèdes dont la base est le fer. *Voyez* BASE.

MASSE, pesanteur, ou substance pesante. *V.* SUBSTANCE.

MATHÉMATIQUEMENT. Les mathématiques étant une science fondée sur l'évidence, une preuve mathématique est une preuve évidente. *Voyez* ÉVIDENT.

MATIÈRE, substance qui est la cause occasionnelle des idées. *Voyez* IDÉE, SUBSTANCE.

MATRICE, organe musculaire, recouvert d'une membrane muqueuse, dans lequel les enfans restent un certain temps avant de naître. *Voyez* MUSCLE, ORGANE, MEMBRANE, MUQUEUX. Cet organe est placé au fond du bas ventre entre la vessie et le dernier intestin. *Voyez* INTESTIN, VESSIE, VENTRE.

MECANICIEN. La mécanique est la science qui a rapport aux machines, c'est-à-dire, aux divers arrangemens des corps solides, et à l'influence de ces arrangemens sur le mouvement de ces corps. *V.* CORPS.

MÉDICAMENT, remède. On ne se sert du mot médicament que pour désigner les remèdes des pharmacies. *V.* PHARMACOPÉE.

MELONGÈNE, aubergine, fruit d'une espèce de *solanum*. Quoique les solanées soient en général des plantes vénéneuses, la melongène est très-bénigne, de même que la tomate et la pomme de terre, qui sont du même genre.

MEMBRANE, partie mince qui recouvre la plupart des organes. Les membranes sont elles-mêmes des parties organisées ; c'est pourquoi, quoique beaucoup de ces organes ne paraissent pas fibreux; ils sont néanmoins composés d'une espèce de fibre. *Voyez* FIBREUX.

MÉMOIRE, faculté d'avoir des idées des objets qui sont hors de nous, par les seules sensations

intérieures. *V.* SENSA-
TIONS, IDÉE. L'effet de
la mémoire est de com-
parer les idées nouvelles
avec les antérieures.

MÉRCURIEL. Le mer-
cure est un métal fluide.
Voyez FLUIDE. Le mer-
cure sert à plusieurs re-
mèdes.

MERIDIONAL , placé
au midi. Les pays méri-
dionaux sont opposés au
pole nord, et par con-
séquent , s'approchent
du pole sud. Néanmoins
lorsqu'on parle des lieux
situés au midi, ou sud ,
sans parler du pole , on
entend ceux qui s'appro-
chent de l'équateur. La
terre est comme une es-
pèce de boule qu'on sup-
pose partagée en deux
hémisphères égaux par
une ligne , qu'on nomme
équateur , parce que ,
lorsque le soleil parcourt
cette ligne , les jours sont
sensiblement égaux aux
nuits. Cette ligne est intermédiaire entre les
deux solstices , c'est-à-
dire , les points où le soleil paraît s'arrêter. Les
poles sont les deux points
les plus éloignés de l'é-
quateur , et opposés l'un

à l'autre. *Voyez* SEP-
TENTRIONAL.

MÉTAPHORE, mot fi-
guré , qui exprime les
qualités d'un être, quoi-
qu'il signifie toute autre
chose , parce que sa vé-
ritable signification a de
l'analogie avec ces qua-
lités. *Voyez* ANALOGIE,
ÊTRE.

MÉTAPHYSIQUE, hors
de la nature. Cette ex-
pression caractérise les
êtres spirituels ou abs-
traits *V.* SPIRITUEL ,
ABSTRAIT ·

MÉTHODE, voie pour
se diriger, arrangement.
On l'emploie principa-
lement pour mettre de
l'ordre parmi un certain
nombre d'êtres , lors-
qu'on les distingue en différentes classes d'après
des caractères connus ou
évidens *Voyez* ÊTRE.

MIASME , vapeur im-
pure. *Voyez* VAPEUR.

MINÉRAL , substance
matérielle qui n'est ni
végétale , ni animale. *V.*
VÉGÉTAL , ANIMAL ,
SUBSTANCE , MATIÈRE.
Les eaux minérales sont
celles qui contiennent
des substances hétérogè-
nes, c'est-à-dire , d'une

autre nature que celle de l'eau. L'alcali minéral, ou soude, se retire des plantes marines, et par conséquent n'est guère plus minéral que la potasse. *Voyez* POTASSE, NATURE.

MISCIBLE, qui peut se mêler exactement, se combiner. *V.* COMBINAISON.

MIXTE, mélangé, intermédiaire.

MODIFIER. La modification est un changement ou un dérangement, ou une manière d'être particulière.

MOELLE ALLONGÉE. C'est un prolongement du cerveau, qui communique avec le cervelet et la moelle épinière. *V.* CERVEAU. La moelle épinière est celle qui est renfermée dans la cavité qui se trouve au milieu des os de l'épine du dos. La moelle épinière reçoit le plus grand nombre des nerfs qui déterminent le mouvement volontaire. La moelle allongée paraît recevoir presque tous ceux qui transmettent la cause des sensations au *sensorium.*

V. SENSATION, NERVEUX, SENSORIUM.

MOEURS, coutumes relatives à la manière de vivre en public.

MOLÉCULES, petites masses. Ce terme exprime précisément les plus petites parties des corps. *V.* MASSE, CORPS.

MOLLUSQUES, animaux sans vertèbres, qui ont un cœur et un cerveau. *V.* COEUR, CERVEAU. Les vertèbres sont les os de l'épine du dos.

MORAL, qui a rapport aux mœurs. On désigne par ce terme l'espèce d'action que les sensations ont sur l'esprit, tandis que le mot physique exprime toujours une modification apparente de la matière. *V.* SENSATION, ESPRIT, MATIÈRE, MODIFIER.

MORALISTE. La morale étant la science relative aux mœurs, les préceptes de morale, sont ceux qui enseignent à bien vivre en public.

MUCILAGE, substance nutritive, dissoluble dans l'eau froide, et s'y aigrissant facilement. Le mucilage diffère de la fécule en ce qu'elle ne se dissout que dans l'eau chaude. *V*. Nutritif, Dissolution, Fécule.

Muqueux. La mucosité est le mucilage animal proprement dit, puisque la gélatine est la fécule animale. *V*. Gélatine, Mucilage. Les sucs muqueux sont moins dissolubles dans l'eau que les mucilagineux. Ces sucs ne sont pas même très-solubles dans l'eau chaude, parce qu'ils sont sans doute terreux. *V*. Dissolution.

Muscle. La fibre musculaire est celle qui est la plus irritable. *V*. Irritabilité. Les muscles sont les parties véritablement charnues ; ils s'attachent aux os par l'intermède des tendons. *Voyez* Tendon.

N

Narcotique, qui procure le sommeil, qui engourdit.

Nature, création, essence. *V*. Essentiel.

Nauseabonde, qui excite des nausées. Les nausées sont des envies de vomir.

Nerveux, qui a rapport aux nerfs. Les nerfs vont des diverses parties du corps au *sensorium*, et du *sensorium* à un grand nombre d'organes, notamment aux muscles des extrémités et de la face. *V*. Extremité, Muscle, Sensorium. Les nerfs sont formés d'un certain nombre de cordons fibreux, dans chacun desquels il y a une membrane en forme de canal, qui contient une moelle. *V*. Membrane, Fibreux. Les maladies nerveuses sont les maladies des solides.

Nitre, ou Nitrate de Potasse, combinaison de l'acide nitrique avec la potasse. *Voyez* Potasse, Acide. L'acide nitrique paraît composé d'azote, et d'une grande quantité d'oxygène. *V*. Azote, Oxygène.

Nord. *Voyez* Septentrional.

Nutritif. La nutrition est l'assimilation

de la nourriture , ou plutôt une combinaison de la partie la plus dense des alimens, avec les organes. *Voyez* DENSE , COMBINAISON, ORGANE.

O

OBLITÉRÉ , effacé , aboli.

OBNUBILATION , état de ce qui est couvert de nuages.

OBSTRUCTION. Un organe obstrué est celui dont les conduits sont bouchés. *Voy.* ORGANE.

OMBELLIFÈRE. La famille des plantes ombellifères est remarquable par l'arrangement des fleurs en forme d'ombelle , ou parasol. Cette ombelle est formée par les pédoncules, ou queues de la fleur , qui , partant d'un même point, se répandent à l'entour.

ONCTUEUX, gras, huileux , pâteux.

OPIUM , suc du pavot oriental. L'orient est l'endroit d'où le soleil paraît se lever.

OPUSCULE , petit ouvrage.

ORGANE, instrument qui concourt à entretenir la vie.

ORGASME , état dans lequel se trouve une partie excitée.

OSCILLATOIRE. Le mouvement oscillatoire ne détermine jamais un cercle , il se répète souvent et d'une manière uniforme.

OSSIFICATION, formation des os. Les os sont les parties les plus dures du corps ; ils ne diffèrent des cartilages que parce qu'ils contiennent une grande quantité de phosphate de chaux. *Voyez* CARTILAGE, PHOSPHATE.

OXIDE. Lorsque la combinaison de l'oxygène avec un corps ne produit pas un acide , on appelle ce composé un oxide. *Voy.* OXYGÈNE, COMBINAISON.

OXYGÈNE, qui engendre les acides , ou qui est engendré par les acides. *Voyez* ACIDE.

P

PALLIATIF. On pallie lorsqu'on guérit une maladie seulement en apparence, ou qu'on la diminue momentanément.

PANCRÉATIQUE. Le pancréas est une glande conglomérée , située transversalement sous l'estomac , entre le foie et la ratte , et engagée dans la duplicature de la portion postérieure du *mésocolon. Voy.* GLANDE , ESTOMAC, FOIE. La ratte est un organe composé de vaisseaux enveloppés d'une membrane fibreuse. *V.* MEMBRANE. Cette membrane fibreuse est adhérente à une membrane séreuse, ou lymphatique. *V.* LYMPHATIQUE. La ratte est placée dans l'hypocondre gauche. *Voy.* HYPOCONDRE. Le *mésocolon* est la partie du mésentère qui touche l'intestin *colon.* Le mésentère est la portion du péritoine qui couvre les intestins , et par conséquent est une membrane séreuse, de même que cette grande enveloppe de tous les viscères du bas ventre. *Voyez* VISCÈRE, VENTRE, COLIQUE. Le pancréas sécrète un suc savonneux qui va aboutir

dans le *duodenum. V.* SAVONNEUX, SÉCRÉTION. Le *duodenum* est le premier des intestins.

PARALYSIE , résolution des forces, perte du mouvement. *Voyez* RÉSOUDRE.

PAROXISME , accès , redoublement.

PASSIF , qui n'agit point ; c'est l'opposé d'actif.

PASSION , souffrance, lésion du cœur. *Voyez* CŒUR , LÉSION. On n'emploie ordinairement le terme passion que pour exprimer les affections morales. *Voyez* MORAL , AFFECTION.

PATHOGNOMONIQUE , qui fait connaître la maladie.

PATHOLOGIQUE. La pathologie est ce qui concerne les maladies, et particulièrement un traité sur ces affections du corps. *V.* AFFECTION, CORPS.

PEAU. *Voy.* CUTANÉ.

PÉRIODIQUE. Un période est un espace de temps déterminé.

PÉRIPNEUMONIE, affection autour du poumon , maladie des orga nes de la respiration. *Voyez* POUMON, RESPIRATION, AFFECTION, ORGANE.

PÉRISTALTIQUE. Le mouvement péristaltique est celui qui procure les selles ; il provient de la contraction des intestins. *Voyez* CONTRACTILITÉ, INTESTIN. Si les derniers intestins ne sont pas irrités, il en résulte une colique sans mouvement péristaltique. *V.* COLIQUE, IRRITABILITÉ.

PERTURBATEUR. La perturbation est un trouble, un désordre.

PESTILENTIEL. La peste est une maladie contagieuse très-aiguë, accompagnée ordinairement de bubons gangréneux et de charbons. *V.* GANGRÈNE, AIGU. Les bubons sont des engorgemens inflammatoires des glandes. *Voy.* INFLAMMATOIRE, GLANDE. On ne donne ce nom qu'aux engorgemens des glandes parotides et maxillaires, ou à ceux des glandes conglobées des aines et des aisselles. Les maxillaires et les parotides sont des glandes salivaires. *Voy.* SALIVE. Les aines sont les parties latérales de la région hypogastrique. *V.* RÉGION. Les charbons sont des tumeurs inflammatoires gangréneuses qui n'affectent pas les glandes.

PÉTITION DE PRINCIPE, hypothèse dont on se sert pour expliquer certains phénomènes. *Voyez* HYPOTHÈSE.

PHARMACOPÉE, ce qui concerne la Pharmacie. La pharmacie est la partie de l'art de guérir relative à la préparation des médicamens. La pharmacie est encore le lieu où on les prépare, où on les conserve. *V.* MÉDICAMENT.

PHLÉBOTOMISEUR, partisan de la saignée : la phlébotomie est l'ouverture de la veine. *Voyez* VAISSEAU.

PHOSPHATE, sel provenant de l'acide phosphorique. *Voy.* SALIN, ACIDE.

PHRÉNÉSIE, délire violent. *Voyez* DÉLIRE.

PHTHISIE, consomption. On ne donne le

nom de Phthisiques qu'aux malades qui ont un ulcère interne, surtout aux poumons. *V.* POUMON. La fièvre phthisique n'est que la fièvre hectique avec ulcère interne. *Voyez* HECTIQUE. L'ulcère est une plaie avec excrétion de pus. *Voyez* PURULENT.

PHYSIOLOGIQUE. La physiologie est ce qui concerne la nature, et plus particulièrement un traité sur les fonctions des êtres organisés. *V.* NATURE. ORGANE.

PHYSIQUE, qui tient à la nature. *V.* NATURE. On le prend aussi pour l'opposé de moral. *Voy.* MORAL.

PILE. La pile de Volta, ou la pile galvanique, est faite presque toujours avec deux métaux différens qui s'électrisent par le simple contact. *Voyez* GALVANIQUE. On emploie ordinairement pour la construction des piles le cuivre et le zinc : après avoir appliqué les deux métaux l'un contre l'autre, on se sert d'une matière conductrice, comme l'eau, pour porter l'électricité sur une autre couple métallique. On peut multiplier à volonté les couples métalliques ; et ainsi on augmente la vertu électrique, parce que les corps humides, comme les cartons mouillés, portent sur la dernière couple l'électricité de toutes les autres.

PITUITEUX. La pituite n'est autre chose que la mucosité ou la lymphe épaissie. *V.* MUQUEUX, LYMPHATIQUE.

PLATEAU. C'est la roue de verre de la machine électrique. *Voyez* MACHINE.

PLÉTHORE, abondance de sang.

PLEURÉSIE, affection de la plèvre. *Voyez* POUMON.

POITRINAIRE, qui est sujet aux maladies de poitrine. La poitrine est la partie du corps qui va depuis le cou jusqu'à l'estomac. *Voyez* ESTOMAC. Le cou s'étend depuis la tête jusqu'au *sternum*. *V.* STERNUM.

POLYPE, animal peu organisé, qui est sans

vertèbres comme les mollusques, sans cœur comme les insectes , sans membres comme les vers, et qui se rapproche des végétaux. *Voy.* VÉGÉTAL, COEUR, MOLLUSQUE.

POTASSE , alcali fixe végétal. *Voyez* FIXE , ALCALI. On a donné le nom d'alcali végétal à la potasse pour la distinguer de la soude , qu'on désignait sous celui d'alcali minéral. *Voy.* MINÉRAL.

POULS , battement de l'artère radiale. Le *radius* , ou rayon , est l'os interne de l'avantbras ; il est sur la même ligne que le pouce , du côté du poignet. Le pouls bat environ 140 fois par minute chez un enfant qui vient de naître, environ 124 fois vers la fin de la première année , environ 100 fois à la seconde , 96 fois à la troisième , 86 à l'époque où les dents de lait tombent, 80 vers l'âge de 14 ans, 75 à quarante ans , 60 vers l'âge de 60 ans. Plus on devient âgé , plus le pouls est lent et irrégulier.

POUMON , membrane muqueuse et cellulaire. *V.* MEMBRANE , MUQUEUX , CELLULAIRE. Les poumons occupent presque toute la capacité de la poitrine , surtout du côté droit. *Voy.* POITRINAIRE. Ils sont la suite des bronches, ou divisions de la trachée-artère. *Voy.* TRACHÉE-ARTÈRE. Les poumons sont séparés par le médiastin , qui est un organe formé par les deux plèvres. La plèvre est une membrane séreuse , ou lymphatique , qui adhère à la surface interne des côtes , et qui enveloppe le poumon. *Voy.* LYMPHATIQUE , STERNUM.

PRINCIPE , commencement, élément, cause. *Voyez* ÉLÉMENT.

PRONOSTIC , connaissance antérieure des symptômes qui doivent survenir. *Voy.* SYMPTÔME.

PROSTRATION, extinction des forces, abolition presque totale du mouvement.

PULMONAIRE. Les artères et les veines pulmonaires sont les principaux agens de la circulation après la naissance. *Voyez* CIRCULATION. Le sang noir, qui éteint la contractilité du cœur, suffit pour entretenir celle de l'artère pulmonaire ; du moins il ne détruit pas celle des vaisseaux capillaires voisins. Le sang, après avoir pénétré dans le système capillaire du poumon, y devient rouge, et passe dans les veines pulmonaires, et de là dans le cœur. *V.* CONTRACTILITÉ, CŒUR, CAPILLAIRE, POUMON.

PULMONIQUE. La pulmonie est une maladie du poumon. On ne donne ce nom qu'à une affection chronique et dangereuse. *Voy.* CHRONIQUE, POUMON.

PULPEUX. La pulpe, ou moelle, est un organe très-mou. *V.* ORGANE.

PURULENT. Le pus diffère de la mucosité en ce qu'il contient des matières plus pesantes, et qui ne sont pas du tout dissolubles dans l'eau. *V.* MUQUEUX. La suppuration est presque toujours occasionnée par une corrosion des organes. *V.* CORROSIF, ORGANE.

PUTRESCIBLE. La putréfaction, ou pourriture, est une fermentation qui décompose presqu'en entier les matières organisées, et les réduit en gaz fétides. *V.* FERMENTATION, GAZ.

Q

QUADRUPÈDE, animal à quatre pieds.

QUINQUINA, écorce d'un arbre du Pérou, qui contient une matière astringente, analogue au tannin, une partie muqueuse, un principe volatil, et une résine. *Voyez* ASTRINGENT, MUQUEUX, RÉSINEUX. Le tannin est ce qui sert au tannage des peaux.

R

RARÉFACTION. Un corps raréfié occupe un plus grand volume sous la même masse. *Voyez* MASSE.

RECTIFIER, corriger. Les principes qu'on rectifie, sont ceux qu'on modifie de manière qu'ils s'approchent davantage de la vérité. *Voyez* MODIFIER.

REFLUX. Une chose reflue vers une partie, lorsqu'elle en quitte une autre pour aborder à celle-là.

RÉGIME, usage des choses nécessaires à la vie.

RÉGION. L'extérieur du bas ventre se divise en trois régions antérieurement ; savoir, la région épigastrique, ou hypocondriaque ; la région ombilicale, ou du nombril, et la région hypogastrique, ou de la vessie. *Voyez* VESSIE, HYPOCONDRE, VENTRE. Postérieurement le bas ventre n'a qu'une seule région, qui est la lombaire ; elle comprend l'espace qui est depuis les dernières côtes jusqu'à l'os *sacrum*. *Voy*. STERNUM. L'os *sacrum* est composé de plusieurs pièces attachées les unes aux autres, qui font suite aux os de l'épine.

REIN, glande conglomérée placée dans la région lombaire au-dessous de l'hypocondre. *Voyez* RÉGION, HYPOCONDRE, GLANDE. Les reins sécrètent l'urine. *Voyez* URINE. Ils sont attachés au diaphragme, muscle de la poitrine placé au-dessus de l'estomac. *Voyez* ESTOMAC. Ils sont au derrière du foie et de la ratte. *Voy*. FOIE, PANCRÉATIQUE.

RÉMITTENT. Les fièvres rémittentes ont des redoublemens, c'est-à-dire, qu'elles sont beaucoup plus graves dans un intervalle que dans un autre. Elles ne diffèrent des intermittentes, que parce que dans ces dernières les malades paraissent être sans fièvre dans l'intervalle des accès. *V*. INTERMITTENT, FÉBRILE.

RÉPERCUSSION. Les humeurs répercutées sont celles qui rentrent dans les organes, après en être sorties. *Voyez* ORGANE, HUMORISTE.

RÉSINEUX. Une résine est une huile oxidée

solide. *Voyez* OXIDE.

RÉSOUDRE, dissiper, absorber, dissoudre. *Voy.* ABSORBANT, DISSOLUTION.

RESPIRATION, introduction de l'air dans le poumon. L'air ne peut pénétrer dans cet organe que par l'effet de la contractilité des muscles de la poitrine, qui favorise l'expulsion de l'air vicié et son renouvellement. *Voyez* POUMON, CONTRACTILITÉ, POITRINAIRE.

RÊVE, idée produite ordinairement pendant le sommeil, par les sensations intérieures. Les rêves diffèrent des idées fournies en général par la mémoire, en ce que celui qui rêve ne peut pas comparer les idées qui viennent de l'intérieur avec celles que procurent les sensations externes. *Voyez* IDÉE, SENSATION, MÉMOIRE.

RÉVULSIF, la révulsion est une déviation du principe de la maladie. *Voyez* DÉVIATION, PRINCIPE.

RHÉTORIQUE, art de l'éloquence.

RHUBARBE, plante du même genre que l'oseille, quoique ses vertus soient bien différentes. Sa racine est très-amère; elle contient une résine âcre, très-purgative; une partie mucilagineuse, dissoluble dans l'eau, et une espèce de terre qui la rend un peu astringente. *Voyez* ÂCRETÉ, LAXATIF, MUCILAGE, ASTRINGENT, RÉSINEUX.

S

SABURRAL. La saburre est une humeur nuisible, contenue dans les premières voies. *Voyez* VOIE, HUMORISTE.

SAGOU, fécule de la moelle du cycas, ou d'autres palmiers. *Voy.* FÉCULE.

SALEP, fécule de la racine de l'*orchys morio*, et de l'*orchys bifolia*. *V.* FECULE.

SALIN. Un sel est une combinaison d'un acide avec un alcali, ou avec une terre, ou avec un métal. *V.* ACIDE, ALCALI, COMBINAISON.

SALIVE, humeur sécrétée

crétée par des glandes conglomérées. *Voyez* GLANDE. Les glandes salivaires sont très-nombreuses. Les parotides sont les principales ; elles sont situées entre l'oreille et la mâchoire inférieure. La salive va de ces glandes dans les conduits de Sténon, qui s'ouvrent dans l'intérieur de la bouche entre la deuxième et la troisième dent molaire. Les glandes maxillaires sont moins grosses ; elles sont situées à côté de la face interne de l'angle de la mâchoire inférieure, et versent la salive par les conduits de Warthon, vers les bords du filet de la langue. Les autres glandes salivaires n'ont pas des conduits aussi distincts. La salive est une humeur savonneuse. *Voyez* SAVONNEUX.

SALUBRE, ou SALUTAIRE, bon pour la santé.

SATURÉ, rassasié. L'eau saturée est celle qui ne peut plus dissoudre ce qui était soluble avant la saturation. *Voyez* DISSOLUTION.

SAVONNEUX. Les savons sont des huiles combinées avec un alcali ou avec un acide, de manière qu'elles soient dissolubles dans l'eau. *Voyez* ACIDE, ALCALI, COMBINAISON.

SCHNEIDER (MEMBRANE DE). C'est une membrane muqueuse, qui tapisse tout l'intérieur des fosses nasales, et se prolonge dans les cavités qui communiquent avec elles. *V*. MUQUEUX, MEMBRANE.

SCIENTIFIQUE, qui a rapport à la science.

SCORBUT, dissolution chronique du sang, dépendant de raréfaction ou de putréfaction. *V*. PUTRESCIBLE, RARÉFACTION, DISSOLUTION, CHRONIQUE.

SCROPHULEUX. Les scrophules, ou écrouelles, sont des engorgemens chroniques des glandes, surtout conglobées. *Voy*. GLANDE, CHRONIQUE.

SÉCRÉTION, écoulement par un ou plusieurs conduits d'un fluide séparé du sang. *Voy*. FLUIDE.

M

SECTATEUR, qui suit l'opinion d'un autre, surtout si c'est sans examen réfléchi.

SÉDATIF, calmant.

SENSATION, irritation du *sensorium*. *V.* SENSORIUM, IRRITABILITÉ.

SENSORIUM, organe qui éprouve des irritations lorsque les autres sont affectés. Le *sensorium* comprend le cerveau, la moelle allongée, et la moelle épinière. *Voy.* CERVEAU, MOELLE ALLONGÉE. Le *sensorium* communique avec les autres organes par le moyen des nerfs. *V.* NERVEUX. Le *sensorium* est non-seulement la cause de la sensibilité, mais encore de la contractilité animale, soit volontaire, soit convulsive. *Voyez* CONTRACTILITÉ, CONVULSIF.

SEPTENTRIONAL. Le septentrion, ou nord, est le point de la terre qu'on a en face lorsque l'orient, lieu où se lève le soleil, est à droite.

SIDÉRATION. *V.* SYDÉRATION.

SOMNIFÈRE, qui fait naître le sommeil.

SOPHISME, raisonnement captieux, réunion d'idées disparates, arrangées de manière qu'il en résulte de mauvaises conséquences. *V.* CONCLUSION.

SPASMODIQUE. Le spasme est une contraction. *Voy.* CONTRACTILITÉ. Ce n'est que lorsque la contraction est extraordinaire, qu'on l'appelle spasme.

SPÉCIFIQUE. On donne le nom de spécifiques aux remèdes qui guérissent les maladies sans qu'on puisse en rendre raison. Il vaudrait mieux qu'on appelât ainsi ceux dont on connaît la manière d'agir, parce qu'alors on serait sûr de les bien distinguer, de même que les maladies auxquelles ils conviennent, tandis qu'on ne connaît que fort mal la vertu des prétendus spécifiques.

SPIRITUEL, qui concerne l'esprit ou l'ame immatérielle. *Voyez* ESPRIT.

SPIRITUEUX, qui contient un principe subtil qui s'évapore très-facilement. *Voy.* EVAPORA-TION , PRINCIPE. Les substances spiritueuses , comme l'esprit de vin, s'évaporent moins promptement que les éthérées. *V.* LIQUEUR D'HOFF-MANN.

STERCORAIRE , qui aime les excrémens. On donne ce nom aux Médecins qui abusent des purgatifs. *V.* LAXATIF.

STERNUM , partie antérieure et osseuse de la poitrine. *Voy.* POITRINAIRE. Le *sternum* est composé de trois os , qui sont attachés principalement aux cartilages des vraies côtes. *Voy.* CARTILAGE. Les côtes sont des os courbes articulés avec des vertèbres. *V.* MOLLUSQUE. Les vraies côtes sont au nombre de sept. Il n'y a que cinq fausses côtes , qui sont celles dont les cartilages n'aboutissent pas immédiatement jusqu'au *sternum.*

STHALIEN , qui suit l'opinion de STHAL.

STUPÉFACTION , ou STUPEUR , engourdissement. C'est un défaut d'irritabilité. *V.* IRRITABILITÉ.

STUPÉFIER , produire la stupeur. *V.* STUPÉFACTION.

SUBSTANCE , être réel sans abstraction. *Voyez* ABSTRAIT.

SULFURIQUE , SULFURÉ , SULFUREUX, qui contient du soufre. L'acide sulfurique renferme plus d'oxygène que l'acide sulfureux. *Voy.* ACIDE.

SUPPURATION, formation du pus. *V.* PURULENT.

SYDERATION , engourdissement , abattement. On ne l'emploie guère que comme un synonyme d'apoplexie. L'apoplexie est une paralysie presque générale avec sterteur. *V.* PARALYSIE. La sterteur est une espèce de ronflement qui provient d'une respiration embarrassée ; c'est un intermédiaire entre le ronflement ordinaire et le râle. Le râle est le bruit que fait l'air dans la trachée-artère lorsque les organes de la respiration sont dans un état de stupeur. *Voyez*

STUPÉFACTION, RESPIRATION.

SYMPATHIE, affection conforme ou analogue. *V.* ANALOGIE, AFFECTION.

SYMPTÔME, accident causé par le dérangement du corps. *V.* CORPS.

SYNONYME. Les mots synonymes sont ceux qui ont la même signification.

SYSTÉMATIQUE, qui recherche les systèmes. Un système est un arrangement, une constitution. En médecine c'est presque toujours l'exposition des maladies d'après leurs élémens. *V.* ÉLÉMENT. Systématique est ordinairement pris en mauvaise part.

T

TAMARIN, plante de la famille des légumineuses. C'est la pulpe de son fruit qu'on emploie; elle est un peu acide. *V.* ACIDE.

TEMPÉRAMENT, modification de la santé. *V.* MODIFIER.

TEMPÉRATURE. On dit que les corps ont différentes températures lorsqu'ils n'ont pas les mêmes degrés de chaleur ou de froid, en y appliquant le thermomètre. Le thermomètre est un instrument de verre contenant un liquide dont la raréfaction par la chaleur s'évalue par des divisions appliquées à l'instrument. Les différens degrés marqués par ces divisions, déterminent les degrés de chaleur des corps en contact avec le thermomètre. *Voyez* CORPS, RARÉFACTION.

TENDON, organe fibreux peu contractile. *V.* CONTRACTILITÉ, FIBREUX. Les tendons sont adhérens aux os, et surtout aux muscles. *Voy.* MUSCLE, OSSIFICATION.

TÉTANOS, tension. On ne s'en sert guère que pour exprimer une roideur extraordinaire de tout le corps. *V.* CORPS.

TEXTURE, TISSU.

THÉORIE, spéculation. On emploie le mot théorie pour opposer le système à l'expérience. *V.* SYSTÉMATIQUE, EXPÉRIENCE.

THÉRAPEUTIQUE, art de soigner les malades, partie de la médecine qui concerne le traitement des maladies.

THÉRIAQUE, électuaire composé d'un grand nombre d'astringens, de toniques, de terres argileuses et calcaires, etc. *V.* ASTRINGENT, TONIQUE, CALCAIRE. Un électuaire est un opiat qu'on conserve dans les pharmacies. *V.* PHARMACOPÉE. Un opiat est formé par des poudres et des liquides jusqu'à consistance de pâte.

THÈSE, position des principes relatifs à une science. *V.* PRINCIPE.

TONIQUE, qui donne du ton. Je regarde le ton comme un resserrement.

TORRÉFIER, dessécher par le feu, calciner.

TRACHÉE - ARTÈRE, conduit aérien qui communique avec les poumons par le moyen des bronches. *V.* POUMON. Ce conduit est principalement composé de deux membranes, l'une interne muqueuse, l'autre externe musculaire. *Voy.* MEMBRANE, MUQUEUX, MUSCLE. On trouve à la partie antérieure de la trachée-artère, une série d'arcs cartilagineux placés les uns au-dessus des autres, qui forment le larynx, ou organe de la voix, c'est-à-dire, le gosier qui conduit uniquement à la poitrine. *Voyez* CARTILAGE.

TRANSPIRATION, excrétion par les vaisseaux exhalans d'une matière invisible. *Voy.* EXHALANT. La transpiration sensible est la sueur.

TUBERCULE, tumeur contre nature, plus particulièrement obstruction des vaisseaux de la plèvre ou des glandes du poumon. *Voy.* OBSTRUCTION, VAISSEAU, GLANDE, POUMON.

TURGESCENCE, érection, excitation.

V

VAISSEAU. Les vaisseaux du corps sont des conduits que parcourent certains fluides. *Voyez* FLUIDE. Les principaux vaisseaux sont les artères et les veines. *V.* ARTÈRE. Les veines portent au cœur le sang du système capillaire. *Voy.* COEUR, CAPILLAIRE. Ce sang est noir relativement à celui des artères. Les veines reçoivent encore la lymphe des vaisseaux absorbans, qui se mêle au sang dans leur intérieur. *Voyez* LYMPHATIQUE.

VANILLE, plante légumineuse qu'on apporte du Pérou et du Mexique. Sa gousse contient un principe aromatique assez agréable. *Voyez* AROME.

VAPEUR, matière évaporée ou gazeuse. *Voy.* ÉVAPORATION, GAZ.

VÉGÉTAL, substance organisée qui n'est pas animale. *V.* ANIMAL. Une matière qu'on tire des végétaux, s'appelle matière végétale. *Voy.* MATIÈRE.

VÉHICULE, liquide dans lequel on dissout ou on délaie les remèdes.

VENTRE. On donnait autrefois le nom de ventre à toutes les grandes cavités du corps, c'est-à-dire, à la tête, à la poitrine, et à l'*abdomen*.

Mais aujourd'hui ce n'est que ce dernier qu'on appelle ventre ou bas ventre. Cette cavité s'étend depuis la poitrine jusqu'aux cuisses. *Voyez* POITRINAIRE.

VERTIGE, sensation interne qui fait paraître mouvans les objets extérieurs qui sont fixes. *V.* SENSATION.

VÉSICATOIRE, substance qui, appliquée sur la peau, produit de petites vessies. *Voy.* SUBSTANCE.

VESSIE, organe creux, peu musculaire, couvert intérieurement d'une membrane muqueuse qui reçoit l'urine, et extérieurement d'une membrane séreuse, ou lymphatique. *V.* URINE, LYMPHATIQUE, MUQUEUX, MEMBRANE, MUSCLE. La vessie est placée au-devant du *rectum*, qui est le dernier des intestins, ou devant la matrice, *Voyez* INTESTIN, MATRICE.

VICISSITUDE, changement, variation.

VIREUX, vénéneux, qui contient un virus ou un poison. Le virus est

un poison animal. *V.*
ANIMAL.

VISCÈRE, organe inter-
ne. On donne particuliè-
rement le nom de viscère
aux organes les plus es-
sentiels à la vie. *Voyez*
ORGANE.

VITALISTE, Médecin
qui croit que le principe
de vie est un être méta-
physique. *Voyez* MÉTA-
PHYSIQUE.

VOIE. Les premières
voies sont l'estomac et
les intestins. Les vais-
seaux sont les secon-
des voies. *Voyez* ESTO-
MAC, INTESTIN, VAIS-
SEAU.

VOMIQUE, sac rem-
pli de pus ou de matières
muqueuses, et placé
dans le poumon ou à la
trachée-artère. *V.* PU-
RULENT, MUQUEUX,
POUMON, TRACHÉE-
ARTÈRE.

URINE. L'urine est
une humeur très-âcre,
sécrétée par les reins,
qui séjourne dans la ves-
sie, et qui est excrétée
par le canal de l'urètre.
V. SÉCRÉTION, ACRETÉ,
REIN, VESSIE, EXCRÉ-
MENTITIEL. Le canal de
l'urètre est extérieur chez
l'homme, intérieur chez
la femme.

FIN DU VOCABULAIRE.

TABLE
DES MATIÈRES.

——————

Fin de la Table.